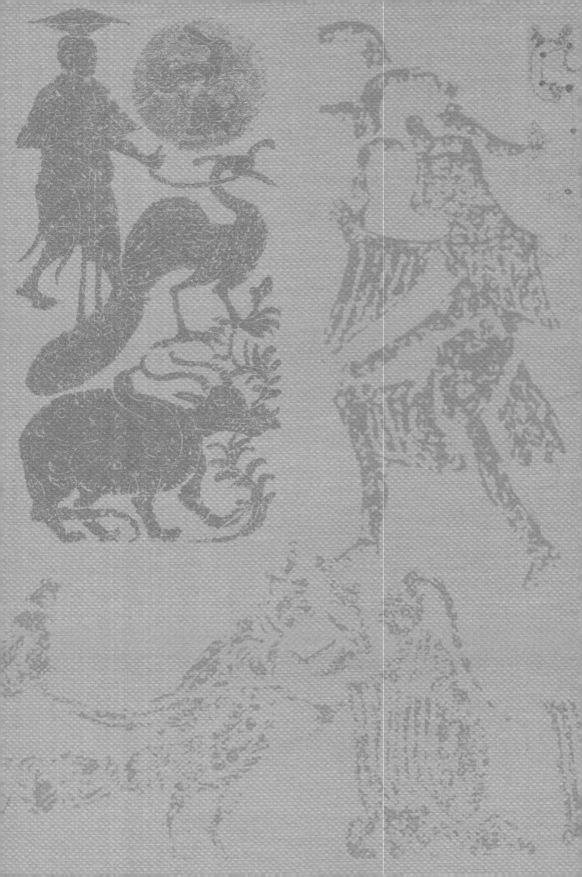

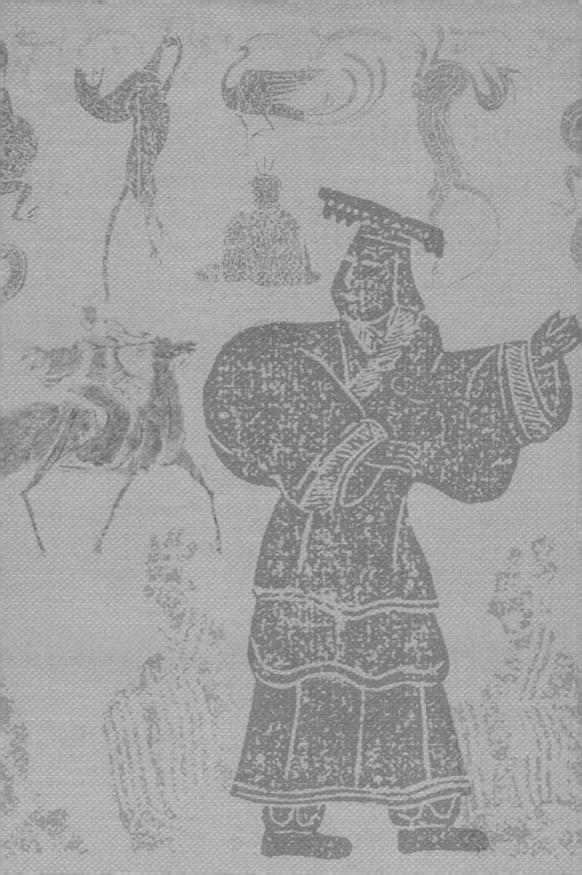

中国古医籍整理丛书

宋氏女科撮要

明·宋林皋 著

王 英 校注

中国中医药出版社

·北京·

图书在版编目（CIP）数据

宋氏女科撮要／（明）宋林皋著；王英校注．—北京：中国中
医药出版社，2015.12（2024.8重印）
（中国古医籍整理丛书）
ISBN 978 - 7 - 5132 - 2412 - 3
Ⅰ. ①宋… Ⅱ. ①宋… ②王… Ⅲ. ①妇科病 - 诊疗 -
汇编 - 中国 - 明代 Ⅳ. ①R711

中国版本图书馆 CIP 数据核字（2015）第 034682 号

中 国 中 医 药 出 版 社 出 版
北京经济技术开发区科创十三街 31 号院二区 8 号楼
邮政编码 100176
传真 010 64405721
北京盛通印刷股份有限公司印刷
各地新华书店经销

*

开本 710 × 1000 1/16 印张 8.75 字数 49 千字
2015 年 12 月第 1 版 2024 年 8 月第 2 次印刷
书 号 ISBN 978 - 7 - 5132 - 2412 - 3

*

定价 28.00 元
网址 www.cptcm.com

国家中医药管理局
中医药古籍保护与利用能力建设项目
组织工作委员会

主 任 委 员 王国强

副 主 任 委 员 王志勇 李大宁

执 行 主 任 委 员 曹洪欣 苏钢强 王国辰 欧阳兵

执行副主任委员 李 昱 武 东 李秀明 张成博

委 员

各省市项目组分管领导和主要专家

（山东省）武继彪 欧阳兵 张成博 贾青顺

（江苏省）吴勉华 周仲瑛 段金廒 胡 烈

（上海市）张怀琼 季 光 严世芸 段逸山

（福建省）阮诗玮 陈立典 李灿东 纪立金

（浙江省）徐伟伟 范永升 柴可群 盛增秀

（陕西省）黄立勋 呼 燕 魏少阳 苏荣彪

（河南省）夏祖昌 刘文第 韩新峰 许敬生

（辽宁省）杨关林 康廷国 石 岩 李德新

（四川省）杨殿兴 梁繁荣 余曙光 张 毅

各项目组负责人

王振国（山东省） 王旭东（江苏省） 张如青（上海市）

李灿东（福建省） 陈勇毅（浙江省） 焦振廉（陕西省）

蔡永敏（河南省） 鞠宝兆（辽宁省） 和中浚（四川省）

项目专家组

顾　问　马继兴　张灿玾　李经纬

组　长　余瀛鳌

成　员　李致忠　钱超尘　段逸山　严世芸　鲁兆麟
　　　　郑金生　林端宜　欧阳兵　高文柱　柳长华
　　　　王振国　王旭东　崔　蒙　严季澜　黄龙祥
　　　　陈勇毅　张志清

项目办公室（组织工作委员会办公室）

主　任　王振国　王思成

副主任　王振宇　刘群峰　陈榕虎　杨振宁　朱毓梅
　　　　刘更生　华中健

成　员　陈丽娜　邱　岳　王　庆　王　鹏　王春燕
　　　　郭瑞华　宋咏梅　周　扬　范　磊　张永泰
　　　　罗海鹰　王　爽　王　捷　贺晓路　熊智波

秘　书　张丰聪

前言

中医药古籍是传承中华优秀文化的重要载体，也是中医学传承数千年的知识宝库，凝聚着中华民族特有的精神价值、思维方法、生命理论和医疗经验，不仅对于传承中医学术具有重要的历史价值，更是现代中医药科技创新和学术进步的源头和根基。保护和利用好中医药古籍，是弘扬中国优秀传统文化、传承中医学术的必由之路，事关中医药事业发展全局。

1949 年以来，在政府的大力支持和推动下，开展了系统的中医药古籍整理研究。1958 年，国务院科学规划委员会古籍整理出版规划小组在北京成立，负责指导全国的古籍整理出版工作。1982 年，国务院古籍整理出版规划小组召开全国古籍整理出版规划会议，制定了《古籍整理出版规划（1982—1990）》，卫生部先后下达了两批 200 余种中医古籍整理任务，掀起了中医古籍整理研究的新高潮，对中医文化与学术的弘扬、传承和发展，发挥了极其重要的作用，产生了不可估量的深远影响。

2007 年《国务院办公厅关于进一步加强古籍保护工作的意见》明确提出进一步加强古籍整理、出版和研究利用，以及

"保护为主、抢救第一、合理利用、加强管理"的方针。2009年《国务院关于扶持和促进中医药事业发展的若干意见》指出，要"开展中医药古籍普查登记，建立综合信息数据库和珍贵古籍名录，加强整理、出版、研究和利用"。《中医药创新发展规划纲要（2006—2020）》强调继承与创新并重，推动中医药传承与创新发展。

2003～2010年，国家财政多次立项支持中国中医科学院开展针对性中医药古籍抢救保护工作，在中国中医科学院图书馆设立全国唯一的行业古籍保护中心，影印抢救濒危珍本、孤本中医古籍1640余种；整理发布《中国中医古籍总目》；遴选351种孤本收入《中医古籍孤本大全》影印出版；开展了海外中医古籍目录调研和孤本回归工作，收集了11个国家和2个地区137个图书馆的240余种书目，基本摸清流失海外的中医古籍现状，确定国内失传的中医药古籍共有220种，复制出版海外所藏中医药古籍133种。2010年，国家财政部、国家中医药管理局设立"中医药古籍保护与利用能力建设项目"，资助整理400余种中医药古籍，并着眼于加强中医药古籍保护和研究机构建设，培养中医古籍整理研究的后备人才，全面提高中医药古籍保护与利用能力。

在此，国家中医药管理局成立了中医药古籍保护和利用专家组和项目办公室，专家组负责项目指导、咨询、质量把关，项目办公室负责实施过程的统筹协调。专家组成员对古籍整理研究具有丰富的经验，有的专家从事古籍整理研究长达70余年，深知中医药古籍整理研究的重要性、艰巨性与复杂性，履行职责认真务实。专家组从书目确定、版本选择、点校、注释等各方面，为项目实施提供了强有力的专业指导。老一辈专家的学术水平和智慧，是项目成功的重要保证。项目承担单位山东中医药大学、南京中医药大学、上海中医药大学、福建中医药大学、浙江省中医药研究院、陕西省中医药研究院、河南省中医药研究院、辽宁中医药大学、成都中医药大学及所在省市中医药管理部门精心组织，充分发挥区域间互补协作的优势，并得到承担项目出版工作的中国中医药出版社大力配合，全面推进中医药古籍保护与利用网络体系的构建和人才队伍建设，使一批有志于中医学术传承与古籍整理工作的人才凝聚在一起，研究队伍日益壮大，研究水平不断提高。

本着"抢救、保护、发掘、利用"的理念，该项目重点选择近60年未曾出版的重要古医籍，综合考虑所选古籍的保护价值、学术价值和实用价值。400余种中医药古籍涵盖了医经、基础理论、诊法、伤寒金匮、温病、本草、方书、内科、外科、女科、儿科、伤科、眼科、咽喉口齿、针灸推拿、养生、医案医话医论、医史、临证综合等门类，跨越唐、宋、金元、明以迄清末。全部古籍均按照项目办公室组织完成的行业标准《中医古籍整理规范》及《中医药古籍整理细则》进行整理校注，绝大多数中医药古籍是第一次校注出版，一批孤本、稿本、抄本更是首次整理面世。对一些重要学术问题的研究成果，则集中收录于各书的"校注说明"或"校注后记"中。

"既出书又出人"是本项目追求的目标。近年来，中医药古籍整理工作形势严峻，老一辈逐渐退出，新一代普遍存在整理研究古籍的经验不足、专业思想不坚定等问题，使中医古籍整理面临人才流失严重、青黄不接的局面。通过本项目实施，搭建平台，完善机制，培养队伍，提升能力，经过近5年的建设，锻炼了一批优秀人才，老中青三代齐聚一堂，有效地稳定了研究队伍，为中医药古籍整理工作的开展和中医文化与学术的传承提供必备的知识和人才储备。

本项目的实施与《中国古医籍整理丛书》的出版，对于加强中医药古籍文献研究队伍建设、建立古籍研究平台，提高古籍整理水平均具有积极的推动作用，对弘扬我国优秀传统文化，推进中医药继承创新，进一步发挥中医药服务民众的养生保健与防病治病作用将产生深远影响。

第九届、第十届全国人大常委会副委员长许嘉璐先生，国家卫生计生委副主任、国家中医药管理局局长、中华中医药学会会长王国强先生，我国著名医史文献专家、中国中医科学院马继兴先生在百忙之中为丛书作序，我们深表敬意和感谢。

由于参与校注整理工作的人员较多，水平不一，诸多方面尚未臻完善，希望专家、读者不吝赐教。

国家中医药管理局中医药古籍保护与利用能力建设项目办公室
二〇一四年十二月

许 序

　　"中医"之名立，迄今不逾百年，所以冠以"中"字者，以别于"洋"与"西"也。慎思之，明辨之，斯名之出，无奈耳，或亦时人不甘泯没而特标其犹在之举也。

　　前此，祖传医术（今世方称为"学"）绵延数千载，救民无数；华夏屡遭时疫，皆仰之以度困厄。中华民族之未如印第安遭染殖民者所携疾病而族灭者，中医之功也。

　　医兴则国兴，国强则医强。百年运衰，岂但国土肢解，五千年文明亦不得全，非遭泯灭，即蒙冤扭曲。西方医学以其捷便速效，始则为传教之利器，继则以"科学"之冕畅行于中华。中医虽为内外所夹击，斥之为蒙昧，为伪医，然四亿同胞衣食不保，得获西医之益者甚寡，中医犹为人民之所赖。虽然，中国医学日益陵替，乃不可免，势使之然也。呜呼！覆巢之下安有完卵？

　　嗣后，国家新生，中医旋即得以重振，与西医并举，探寻结合之路。今也，中华诸多文化，自民俗、礼仪、工艺、戏曲、历史、文学，以至伦理、信仰，皆渐复起，中国医学之兴乃属必然。

迄今中医犹为国家医疗系统之辅，城市尤甚。何哉？盖一则西医赖声、光、电技术而于 20 世纪发展极速，中医则难见其进。二则国人惊羡西医之"立竿见影"，遂以为其事事胜于中医。然西医已自觉将入绝境：其若干医法正负效应相若，甚或负远逾于正；研究医理者，渐知人乃一整体，心、身非如中世纪所认定为二对立物，且人体亦非宇宙之中心，仅为其一小单位，与宇宙万象万物息息相关。认识至此，其已向中国医学之理念"靠拢"矣，虽彼未必知中国医学何如也。唯其不知中国医理何如，纯由其实践而有所悟，益以证中国之认识人体不为伪，亦不为玄虚。然国人知此趋向者，几人？

国医欲再现宋明清高峰，成国中主流医学，则一须继承，一须创新。继承则必深研原典，激清汰浊，复吸纳西医及我藏、蒙、维、回、苗、彝诸民族医术之精华；创新之道，在于今之科技，既用其器，亦参照其道，反思已之医理，审问之，笃行之，深化之，普及之，于普及中认知人体及环境古今之异，以建成当代国医理论。欲达于斯境，或需百年欤？予恐西医既已醒悟，若加力吸收中医精粹，促中医西医深度结合，形成 21 世纪之新医学，届时"制高点"将在何方？国人于此转折之机，能不忧虑而奋力乎？

予所谓深研之原典，非指一二习见之书、千古权威之作；就医界整体言之，所传所承自应为医籍之全部。盖后世名医所著，乃其秉诸前人所述，总结终生行医用药经验所得，自当已成今世、后世之要籍。

盛世修典，信然。盖典籍得修，方可言传言承。虽前此 50 余载已启医籍整理、出版之役，惜旋即中辍。阅 20 载再兴整理、出版之潮，世所罕见之要籍千余部陆续问世，洋洋大观。

今复有"中医药古籍保护与利用能力建设"之工程，集九省市专家，历经五载，董理出版自唐迄清医籍，都400余种，凡中医之基础医理、伤寒、温病及各科诊治、医案医话、推拿本草，俱涵盖之。

噫！璐既知此，能不胜其悦乎？汇集刻印医籍，自古有之，然孰与今世之盛且精也！自今而后，中国医家及患者，得览斯典，当于前人益敬而畏之矣。中华民族之屡经灾难而益蕃，乃至未来之永续，端赖之也，自今以往岂可不后出转精乎？典籍既蜂出矣，余则有望于来者。

谨序。

第九届、十届全国人大常委会副委员长

许嘉璐

二〇一四年冬

王 序

　　中医学是中华民族在长期生产生活实践中，在与疾病作斗争中逐步形成并不断丰富发展的医学科学，是中国古代科学的瑰宝，为中华民族的繁衍昌盛作出了巨大贡献，对世界文明进步产生了积极影响。时至今日，中医学作为我国医学的特色和重要医药卫生资源，与西医学相互补充、相互促进、协调发展，共同担负着维护和促进人民健康的任务，已成为我国医药卫生事业的重要特征和显著优势。

　　中医药古籍在存世的中华古籍中占有相当重要的比重，不仅是中医学术传承数千年最为重要的知识载体，也是中医为中华民族繁衍昌盛发挥重要作用的历史见证。中医药典籍不仅承载着中医的学术经验，而且蕴含着中华民族优秀的思想文化，凝聚着中华民族的聪明智慧，是祖先留给我们的宝贵物质财富和精神财富。加强对中医药古籍的保护与利用，既是中医学发展的需要，也是传承中华文化的迫切要求，更是历史赋予我们的责任。

　　2010 年，国家中医药管理局启动了中医药古籍保护与利用能力建设项目。这既是传承中医药的重要工程，也是弘扬优秀民族文化的重要举措，不仅能够全面推进中医药的有效继承和创新发展，为维护人民健康作出贡献，也能够彰显中华民族的璀璨文化，为实现中华民族伟大复兴的中国梦作出贡献。

相信这项工作一定能造福当今，嘉惠后世，福泽绵长。

国家卫生和计划生育委员会副主任

国家中医药管理局局长

中华中医药学会会长

王国强

二〇一四年十二月

马 序

　　新中国成立以来，党和国家高度重视中医药事业发展，重视古籍的保护、整理和研究工作。自 1958 年始，国务院先后成立了三届古籍整理出版规划小组，分别由齐燕铭、李一氓、匡亚明担任组长，主持制定了《整理和出版古籍十年规划(1962—1972)》《古籍整理出版规划（1982—1990）》《中国古籍整理出版十年规划和"八五"计划（1991—2000）》等，而第三次规划中医药古籍整理即纳入其中。1982 年 9 月，卫生部下发《1982—1990 年中医古籍整理出版规划》，1983 年 1 月，中医古籍整理出版办公室正式成立，保证了中医古籍整理出版规划的实施。2002 年 2 月，《国家古籍整理出版"十五"（2001—2005）重点规划》经新闻出版署和全国古籍整理出版规划领导小组批准，颁布实施。其后，又陆续制定了国家古籍整理出版"十一五"和"十二五"重点规划。国家财政多次立项支持中国中医科学院开展针对性中医药古籍抢救保护工作，文化部在中国中医科学院图书馆专门设立全国唯一的行业古籍保护中心，国家先后投入中医药古籍保护专项经费超过 3000 万元，影印抢救濒危珍、善、孤本中医古籍 1640 余种，开展了海外中医古籍目录调研和孤本回归工作。2010 年，国家财政部、国家中医药管理局安排国家公共卫生专项资金，设立了"中医药古籍保护与利用能力建设项目"，这是继 1982～1986 年第一批、第二批重要中医药古籍整理之后的又一次大规模古籍整理工程，重点整理新中国成立后未曾出版的重要古籍，目标是形成并普及规范的通行本、传世本。

为保证项目的顺利实施，项目组特别成立了专家组，承担咨询和技术指导，以及古籍出版之前的审定工作。专家组中的许多成员虽逾古稀之年，但老骥伏枥，孜孜不倦，不仅对项目进行宏观指导和质量把关，更重要的是通过古籍整理，以老带新，言传身教，培养一批中医药古籍整理研究的后备人才，促进了中医药古籍保护和研究机构建设，全面提升了我国中医药古籍保护与利用能力。

作为项目组顾问之一，我深感中医药古籍保护、抢救与整理工作的重要性和紧迫性，也深知传承中医药古籍整理经验任重而道远。令人欣慰的是，在项目实施过程中，我看到了老中青三代的紧密衔接，看到了大家的坚持和努力，看到了年轻一代的成长。相信中医药古籍整理工作的将来会越来越好，中医药学的发展会越来越好。

欣喜之余，以是为序。

中国中医科学院研究员

马继兴

二〇一四年十二月

校注说明

　　《宋氏女科撮要》又名《宋氏女科秘书》《四明宋氏女科秘书》，为明朝著名妇科医家宋林皋（1573—1620）所著。宋林皋，字养吾，明州（今浙江宁波）人。宋氏为妇科世家，他继承了先辈诊治妇科病的经验，长期从事妇科临床，积有丰厚的诊治经验。有鉴于妇人杂症与男子治法不同，于是"采集群书之英粹者"，遂"举其耳目之所睹，记于生平之所经验者，笔之于书"，完成了《宋氏女科撮要》的编写并广其传。后学王署香赞曰："是编务去陈言，独存精义，意简词赅，使学者一览无余，更不必他求矣。"

　　据《中国中医古籍总目》记载，本书现存最早的版本为明万历抄本，另有清光绪八年壬午抄本（《精理宋氏女科》，据调研该抄本与本书非同一本书）、1932年上海万有书局铅印本、1932年曹炳章抄本、1955年上海中医书局铅印本。本次出版以明万历抄本为底本，上海万有书局铅印本作为主校本（简称"万有书局本"），曹炳章抄本、上海中医书局铅印本（简称"上海中医书局本"）为参校本，进行校勘、注释、标点等整理研究，具体方法如下：

　　1. 上海万有书局本、上海中医书局本均更名为《宋氏女科秘书》，本次整理为规范统一，书名全部按底本（明万历抄本）律齐为《宋氏女科撮要》。

　　2. 本次校勘，采用"四校"综合运用的方法，一般以对校、他校为主，辅以本校，理校则慎用之。

　　3. 底本与校本文字不一，若显系底本错讹而校本正确者，则据校本改正或增删底本原文，并出校记；若难以肯定何者为是，但以校本文义较胜而有一定参考价值，或两者文字均有可取需要并存者，则不改动底本原文，而出异文校记说明互异之处。

4. 对难读难认的字，注明读音，一般采取拼音和直音相结合的方法标明之，即拼音加同音汉字。

5. 对费解的字和词、成语、典故等，予以训释。一般只注首见者，凡重出的，则不重复出注。

6. 由于年深代远，本书最早的版本又为抄本，原著中个别文句难以读通，限于条件无法予以校正，姑存其旧，有待考证。

7. 凡繁体字、异体字、俗字直接改为规范简化字。底本中因写刻致误的明显错别字，予以径改，不出校记。

8. 采用现代标点符号对全书进行标点，以利阅读。值得说明的是，原书引用古代文献，因其往往不是古籍原文，故引文一般只用冒号而不用引号。

9. 原书中有个别地方以"—"作标记置于句首，为避免产生歧义，一律予以删除。

10. 书中个别方剂，药物剂量底本与校本有异者，出校记说明。

11. 原书为竖排版，现改为横排，故凡指方位的"右""左"，均相应地径改为"上""下"。

12. 为了便于读者查阅，本次整理新增了方名索引附于书末。

叙

余先世居鄄州之相，即今商丘是也。唐开元时，始祖广平公璟精于医，门吏有疾，见之堂下，察色而知之，审治之，若中鹄①也，世莫不称神焉。夫人余氏，窃其术以行于世，虽闾阎②小民之妇，靡不被其泽，而其传遂专于妇女一科。宋建炎初，有祖讳钦者，由进士任七子城使，扈驾③南迁，卜居④四明。嗣后有以科名显于朝者，有以医术鸣于时者，若学正⑤，若院判，若院使⑥，世世相承，代不乏人。至于菲才⑦，碌碌小业，举子弗售⑧，乃窃先世之余波，以觅绳头之利于世者，殆四十余载矣。虽不敢自谓能发前人之所未发，然举其耳目之所睹，记与生平之所经验者，笔于书，望有裨⑨于世，岂曰小补云哉！岁月蹉跎，有志未逮。兹因台郡乐清邑三州范君之请，

---

① 中鹄：射中靶子。唐·张莘逸句："一箭不中鹄，五湖归钓鱼。"

② 闾阎（lǘyán 驴言）：里巷的门。借指平民。《史记·苏秦列传论》："夫苏秦起闾阎，连六国从亲，此其智有过人者。"闾，泛指门户。阎，巷门。

③ 扈（hù 沪）驾：随侍帝王的车驾。

④ 卜居：择地居住。《史记·秦本纪》："以牺三百牢祠鄜畤，卜居雍。"

⑤ 学正：古代文官官职名。掌执行学规，考校训导。

⑥ 若院判若院使：万有书局本无"若院判"三字。院使、院判为医官名。明代，太医院院使取代了太医院令的最高医官地位。院判职在院使之下，职责是协助院使掌管医疗事务。

⑦ 菲才：亦作"菲材"，浅薄的才能，多用作自谦之词。明·王鏊《震泽长语·梦兆》："余以菲才谬登政府，虽不久，秩一品。"

⑧ 售：指科举及第。元·刘祁《归潜志·卷二》："李夷子迁……有志于功名。累举词赋，不中；复试经义，复不售。"

⑨ 裨（bì 毕）：增添，补助。

遂不揣，乃摘其大旨，书为一帧，名曰《女科撮要》。盖加其志而录其所藏，以广厥①传也。若妇人杂病，与男子治法不②同，有志者，当于所传全书加之意焉可也。若曰兹录也，不过采集群书之英粹者耳，非传家秘谱也。噫！但车同轨，书同文③，索隐行怪，非吾之所敢知也。试与诸书而并观，辟之乌鹭同棲，皂白攸分，泾渭并陈，清浊自别。余不赘，是为叙。

万历四十岁次④壬子五月朔

宋广平公二十七代孙六十老翁林皋养吾生谨叙⑤

又曰⑥：

术通代代源流远，唐宋元明世济良⑦。

勘破玄机如中鹄，勿劳歧路问亡羊⑧。

一为娱老⑨存⑩济世，半隲⑪延年生计长。

杏林橘井皆陈迹，尚赖余芳种德新。

六十老翁林皋生题⑫

---

① 厥：其。

② 不：原作“一”，据万有书局本改。

③ 车同轨书同文：各种车辆的车轨大小和文字笔划相同。用于形容统一。《礼记·中庸》：“今天下车同轨，书同文，行同伦。”

④ 四十岁次：万有书局本无此四字。

⑤ 叙：万有书局本作“撰”。

⑥ 又曰：万有书局本作“附诗一首”。

⑦ 良：万有书局本作“深”。

⑧ 歧路问亡羊：典出《列子·说符》。因岔路太多无法追寻丢失的羊。比喻事物复杂多变，没有正确的方向就会误入歧路。歧路，岔路；亡，丢失。

⑨ 娱老：欢度晚年。《汉书·叙传下》：“疏克有终，散金娱老。”

⑩ 存：此上原有“心”字，疑衍，据诗之格律删。

⑪ 隲（zhì 志）：古同“骘”。安定。《书·洪范》：“惟天阴骘下民。”孔传：“骘，定也。天不言，而默定下民，是助合其居，使有常生之资。”

⑫ 六十老翁林皋生题：万有书局本作“宋林皋养吾生题”。

凡　例①

　　女科之书，自《产宝》《全书》而后，间有发明，亦多挂漏，是编务去陈言，独存精义，意简词赅，使学者一览无余，更不必他求矣。

　　病机论赋，璟公集群经创论于前，林公采名论补遗于后，参以己见，更加圈点，具眼者，自能鉴也。

　　医方，古人有险僻相类者，均为删去。兹特撮其灵验切要者二百二十六道，载在各症条下，任其选用，并按加减禁忌，以戒妄投。

　　药性炮制、分两轻重，皆斟酌尽善，一无遗憾。其中偶有未谙炮制，未计分量者，此在临证时，贵乎权变得法，以备妙用。

　　字句用夹圈者，是大主脑②；用紧圈者，是认法；用单圈钩点者，是要诀。使阅者醒心快目，语语分明，庶免迷津之失矣。

　　症下无汤散名，只有药味者，俱璟、林二公生平自创，历验始载。一切奇异之方，概置不录。

　　是编原为妇人而设，虽言语反覆，不厌烦絮，以期于畅，然亦恪遵古训，非创为异说也。

翼山后学王署香僭注拜读

---

　　① 凡例：此凡例原无，据万有书局本补。本凡例中提到夹圈、紧圈、单圈钩点是指万有局本文字中所加的符号。

　　② 主脑：主要的、起决定作用的部分。

目 录

病机赋①

　　窃闻医虽小道，实寄死生，最当通变，不宜固执。欲明药石治病之理，必悉望闻问切之情。药推寒热温凉厚薄之气，辛甘淡苦酸咸之味，升降浮沉之性，宣通补泻之能；脉究浮沉迟数滑涩之形，表里寒热虚实之应，呵缓嫩柳之和，弦钩毛石之顺。药用君臣佐使，脉分老幼瘦肥。药乃天地之精，药宜切病；脉为血气之表，脉贵有神。病有外感内伤，风寒暑冷燥火之机；治宜宣通补泻，滑涩燥湿重轻之剂。外感异②乎内伤，风寒不同温热。外感宜泻而内伤宜补，寒证可温而热证可清。补泻得宜，须臾即愈；温清失度，顷刻人亡。外感风寒，必分经而解散；内伤饮食，可调胃以消镕③。肺阳主气，司纳受，阳常有余；脾阴主血，司运化，阴常不足。胃乃六腑之本，脾为五脏之原，胃气弱则痰生，脾阴足则邪息。调理脾胃为医中之王道，节戒饮食乃却病之良方。病多寒冷郁气，气郁发热，或出七情动火，火动生痰。有因行藏动静以伤暑邪，或是出入雨水而中湿气，或有饮食失节而生湿热，倘或房

---

　　① 病机赋：此下原有"原阙"二字，即仅存此篇名，此下内容缺佚，现据万有书局本补。

　　② 异：原作"系"，据《古今医鉴》改。

　　③ 消镕：消释，融化。

劳过度以动相火。制伏相火要滋养其真阴，祛除湿热须燥补其脾胃。外湿须表散，内湿须淡渗。阳暑可清热，阴暑可散寒。寻火寻痰，分多分少而治；究表究里，或汗或下而施。痰因火动，治火为先；火因气生，理气为本。治火，轻者可降①，重者从其性而升；消痰理气，微则宜调，甚则究原而发散。实火可泻，或泻表而或泻里；虚火宜补，或补阳而或补阴。暴病之为火，怪病之为痰，寒热温凉之为风。去痰有异，温、清、燥、润、散；为治不同，有因火而生痰，有因痰而生火。或郁久而生病，或病久而生郁。金、木、水、火、土，五郁当分；泄、折、达、发、夺，五治宜审。郁则生火生痰而生病，病则耗气耗血而致虚。病有微甚，治有逆从，微则逆治，甚则从攻；病有标本，治有缓急，急则治其表，缓则治其本。法分攻补，虚则补，实则攻。少壮新邪，专攻为要；老弱久病，兼补为规。久病兼补虚而解郁，陈瘕或荡涤而消镕。积于肠胃，可下而愈；块在经络，宜消而痊。女人气滞于血，宜开血而行气；男子阳多乎阴，可补阴以配阳。苁蓉、山药，男子之佳珍；香附、壳砂，女人之至宝。气病血病，二证宜分；阳虚阴实，两般弗紊。阳虚气病，昼重而夜轻；阴虚血病，昼轻而夜重。阳虚生寒，寒生湿，湿生热；阴虚生火，火生燥，燥生风。阳盛阴虚亦生火，火逼

---

① 降：原作"阿"，据曹炳章抄本改。

血而错经妄行；阴盛阳虚亦生寒，寒滞血气而周身浮肿。阳虚畏外寒，阴虚生内热。补阳补气用辛温之品，滋阴滋血以苦寒之流。调气贵乎清凉，和血必须辛热。阳气为阴血之引导，阴血为阳气之依归。阳虚补阳，而阴虚滋阴；气病调气，而血病和血。阴阳两虚，惟补其阳，阳生而阴长；气血俱病，先调其气，气行而血随。藏水发水，以节阳气之燔；滋水养水，以制心火之源。火降水升，斯人无病；阴平阳秘，我体常春。小儿纯阳而无阴，老者多气①而少血。肥人气虚而有痰，宜豁痰以补气；瘦者气虚而有火，可泻火以滋阴。膏粱无厌发痈疽，热燥所使；淡薄不堪生肿胀，寒温而然。北地高耸，宜清热而润燥；南方洿下②，可散湿以温寒。病机既明，用药勿忒③。以方加减存乎人，务审病④而合宜；用药补泻在乎味，须随时而换气⑤。奇偶复七方须知，初中末三治⑥要察。初则宜攻，中则调和，末则收补。寒因热用，热因寒用。高者抑之，下者举之，外者发之，内者夺之。寒则坚凝，热则行开。风能胜湿，湿能润燥。辛能散结，甘能缓中，淡能利窍，苦能泄逆，酸以收耗，咸以软坚。升降浮沉则顺之，寒热温

---

① 气：原作"死"，据《古今医鉴》改。

② 洿（wū 污）下：低洼。《北史·皇甫亮传》："所居宅洿下，标榜卖之。"《药鉴》作"卑下"。

③ 忒（tè 特）：差错。《广雅·释诂》："忒，差也。"

④ 病：原无，据《古今医鉴》补。

⑤ 须随时而换气：原作"随时而须换气"，据《古今医鉴》乙转。

⑥ 治：原作"次"，据《古今医鉴》改。

凉则逆之也。病有浅深，治有难易。初感风寒，乍伤饮食，一药可愈；旧存痰癖，久患虚劳，百①方难疗。履霜之病亟疗，无妄之药勿试。病若夹虚，宜半攻而半补；医称多术，或用灸而用针。针有劫病之功，灸有回生之力。针能去气病而作痛，灸则消血癥而成形。脏寒虚脱者，治以灸蓺②；脉病挛痹者，疗以针刺。血实蓄结肿热者，宜从破攻；气壅痿厥寒热者，当仿引导。经络不通，病生于不仁者，须觅醪醴③；气血凝注，病生于筋脉者，可行熨药。病慓悍④者，按而收之；干霍乱者，刮而行之。医有十三科，宜精一派；病有千万般，仔细推详。姑撮要言，聊陈管见，后之学者，庶达迷津。

---

① 百：《古今医鉴》作"万"。

② 灸蓺（ruò 若）：指用火烧针以刺激体表穴位。

③ 醪醴（láolǐ 劳理）：中药剂型之一，即药酒。

④ 慓（piào 票）悍：矫捷勇猛。这里形容疾病迅猛。

精血篇

　　夫精血以分男女之本源者，何也？男子以精为本，女子以血为源。男子为阳，阳中必有阴，阴中之数八，故一八而阳精升，二八而阳精溢；女子为阴，阴中必有阳，阳中之①数七，故一七而阴血升，二七而阴血溢。阳精阴血，皆饮食五味之实秀，为男女之本源也。是以精未通，而御女以通其精，则五体有不满之处，异日有难状之疾；阴已痿，而思色以降其精，其精不出内败，小便道涩而为淋。精已耗而后竭之，则大小便道牵疼，愈疼则愈欲大小便，愈便则欲疼。女人天癸既至逾十年，无男子合则不调；未逾十年，思男子合亦不调。不调则旧血不出，新血误行，或渍而入骨，或变而为肿，或虽合而无子。合男子多则沥枯虚人，产乳众则血枯杀人。观其精血，思过半矣。

---

① 中之：原作"之中"，据万有书局本乙正。

妇人月经何名天癸先期后期变生诸病论

夫女子十四而天癸至，任脉通，太冲脉盛，故月候以时下。所谓天癸者，月水也。天者，谓天真之气；癸者，北方阴水也。其候常以三旬一见，则无病矣。一或气血不调，阴阳愆伏①，过于阳则经脉先期而来，过于阴则经脉后期而至。盖血性得热则宣流，得寒则凝涩。阴气乘阳，内寒血凝②，故其来常少；阳气乘阴，血热流散，故其来常多。其或经水不调，或紫或黑。丹溪云：经水者，阴血也。阴必从阳，故其色红，禀火色也。血为气之配，因气而行。成块者，血之凝也；将行而痛者，气之滞也；来后作痛者，气血皆虚也；色淡者，亦虚也，而有水混之也；错经妄行，气之乱也；紫者，气之热也；黑者，气热之甚也。今人但见黑者、紫者、成块者、作痛者，皆指为冷乘之，而用温热之剂，为祸不轻。不特此也，二阳之病发心脾，有不得隐曲③，其传为风消，为息贲者，死不治。夫经者，血脉津液之所化也，津液既竭，为热所燥，肌肉消瘦，时见燥渴，血海枯竭，病名血枯。大抵阴为阳所搏，

① 愆伏：多指气候寒暖失调。《左传·昭公四年》："冬无愆阳，夏无伏阴。"杜预注："愆，过也，谓冬温。伏阴，谓夏寒。"这里指阴阳失调。

② 阴气乘阳内寒血凝：此八字原无，据万有书局本补。

③ 隐曲：语出《素问·阴阳别论》。王冰注："隐曲，谓隐蔽委曲之事也。"万有书局本此下有"女子不育"四字。

温剂不可太过，过则无益而反害。治法：经绝宜泻胃之燥热，补益气血，一以凉血和血为主，其血自行矣。经云：阴虚阳搏谓之崩。此由脾胃有亏，下陷于肾，与相火相合，温热下迫，经漏不止，其色紫黑，腰脐下痛，寒热往来，两胁急缩，或四肢困热，心烦不得眠卧，则暴然而下也。治法宜大补脾胃，升举气血，其病自愈矣。所谓带下者，任脉之病也。任脉自胞上，过带脉，贯脐而上。然其所发，正在过带脉之分，而淋涩以下，故曰带下也。《内经》曰：小腹冤热，泄出白液。谓寒热屈带而不散，遗客于带脉之间，白物满溢，随溲而下，绵绵不绝，多不痛①也。其为症也，头痛昏眩，口苦舌干，咽喉不利，小便赤涩，大便秘滞，脉实而数者，皆热证也。俗医不知，而误用辛热之药，病之微者，偶中有之。盖辛热之性暂能开通郁结，散气流湿而取效也。或病之甚者，郁结不能开通，旧病转加，热证新起，以致于死者多矣。大抵以辛剂佐以苦寒治之，开郁除热，去湿散气，无不中其病而免于害矣。至于血虚潮热，盗汗筋挛，则为虚劳；血少水涸，燥气乘肺，则为干咳；宿寒留滞，血为气搏，则为腹痛；败血结块，时发寒热，则为癥瘕。或风寒滞经，血化水流溢四肢，谓之血分；或脾不制水，血与水并，浮胀肌肉，谓之虚肿。此诸病之所自生也，而孰非经水不调以致之哉！治法犹当随证之妙转移，存乎人之一心。

① 痛：此下原衍"通"字，据万有书局本删。

论形质变胎之始

原夫天垂六气，地布五行，五六相参，造化万一，天地之道于是乎立矣。人生两间，禀天之阳以为气，禀地之阴以为血，则人生一小天地耳。彼其五脏之相生也，果孰为之始而孰为之终乎！然形之初，命门先具，天一生水。壬为阳水，合丁之阴火而生丙，命门有①然后生心，心主血脉；丙为阳火，合辛之阴金而生庚，有心然后生肺，肺主皮毛；庚为阳金，合乙之阴木而生甲，有肺然后生肝，肝主筋爪；甲为阳木，合已之阴土而生戊，有肝然后生脾，脾主肌肉；戊为阳土，合癸之阴水而生壬，有脾然后生肾，肾主骨髓。夫胚胎之兆始也，受水精而生血脉，受火精而成气，受金精而成筋，受木精而成骨，受土精而成肤革皮毛。五形具而百骸皆备，此所以集万物之灵也。岂惟是哉！妊娠之在母腹也，食气于母，所以养其形；食味于母，所以养其精。此皆有经云可证者也。《圣济经》云：原四时所化，始于木也，究十二经之所养，始于肝也。故一月血凝，足厥阴肝经养之；胆乃肝之腑，二月胚兆，足少阳胆经养之；三月阳神为魂，手厥阴心胞络经养之；四月阴灵为魄，手少阳三焦

---

① 有：此下原衍"肾"字，据万有书局本删。

经养之；五月五形分五脏，足太阴脾经养之；六月六律定六腑，足阳明胃经养之；七月七情开七窍，通光明也，手太阴肺经养之；八月八景神具，济真灵也，手阳明大肠经养之；九月宫室罗布，已定精也，十月气足，万象成也，足太阳膀胱经养之①。自肝为始，脏腑相资，各养三十日，此食味于母以养其精也。然手太阳小肠经、手少阴心经，此二经独不在养精之数者，何哉？平居之时，在下为月水，有孕之时，在上为乳汁，此其所以不养胎也。虽然，斯特孕育之已成者而言也。至昔人有妻妾多而无子，择②良家未笄③之女相配亦无子者，曰求男有道乎？褚澄曰：合④男女必当其年，男虽十六而精通，必三十而娶，女虽十四天癸至，必二十而嫁，此一定之理也。而阴阳之气完实，然后交合，则交而孕，孕而育，育而子坚壮强寿。今未笄之女天癸始至，已近男色，阴气早泄，未实而伤⑤，是以交而不孕，孕而不育，育而子脆不寿，此配合太早，有伤阴阳而无子也。然有妇人所产皆女者何？多欲之故也。所产皆男者何？此男子节欲惜精，以妇人经行后一日、三日、五日，夜半生气时泄精者，

---

① 之：万有书局本此下有"一肝、二胆、三胞络、四三焦、五脾、六胃、七肺、八肠、九十膀胱。不养之经：心、小肠，切记！"句。

② 择：原作"息"，据万有书局本改。

③ 笄（jī基）：束发用的簪子。古代特指女子十五岁可以盘发插笄的年龄，即成年。

④ 合：原作"今"，据万有书局本改

⑤ 伤：万有书局本此下有"未实而动"四字。

受妊必男；经行后二日、四日、六日泄精者，受妊必女也。遇此，虽交不孕矣。噫！术岂多乎哉！其要在节欲以全其真，然后配合得子而寿。《素问》云：阴精[①]所奉，其人寿也。谨论。

① 精：原作"阳"，据《素问·五常政大论》改。

经候不调门 附方二十六道①

经曰：饮食入胃，游溢精气，上输于脾，脾气散精，上归于肺，通调水道，下输膀胱，水精四布，五经并行。而经脉于是乎通矣。夫心主血，脾统之，而胃为任之②，养其心则血生，实其脾则血足，气胜则血行矣。古方耗其气以调其经，则正气愈耗，血无所施，非调经之要也。经行之际，与产后一般，将理失宜，为病不浅。当戒暴怒，莫损于冲任；远色欲，莫伤于血海。一有郁抑，宿血必停矣。走于腰胁，注于腿膝，遇新血③搏击则疼痛不已，散于四肢则麻木④，入于血室则寒热不止。或怔忡而烦闷，或入血室而狂言，或涌上出，或归大肠，皆七情六淫之所致也。治法例后。

分心气饮　妇人属阴，性多执滞，诸病成矣，治法依本方。有事不发，只内郁而已。所以十病之生，九因烦恼，血凝气滞，诸疾成矣。

桔梗　枳壳　木香　槟榔　乌药　香附　木通　赤芍　茯苓　半夏⑤　桑皮　腹皮　青皮　陈皮　紫苏　羌活

---

① 附方二十六道：原无，据目录及万有书局本补。
② 之：万有书局本此下有"元也"二字。
③ 血：原无，据万有书局本补。
④ 木：万有书局本此下有"不仁"二字。
⑤ 半夏：万有书局本无此药。

甘草　肉桂

上剉①，姜三片，枣二枚，灯草三十条，水二盅煎②，空心③服，渣更煎服。

调经汤　加减例后。

当归一钱④　淮生地酒蒸，姜炒，七分⑤　陈皮八分，去白　酒炒香附一钱　麸炒白术一钱　丹皮五分　砂仁三分　炙甘草三分

先期者血热也，加酒炒黄芩、姜炒黄连七分；后期者血虚也，加黄芪七分⑥，当归七分⑦，川芎七分⑧；腹痛有块者，加延胡索一钱⑨，丹皮去木一钱；有热者，加地骨皮、软柴胡各一钱；有赤白带者，加升麻⑩、柴胡⑪、姜炒半夏、酒炒黄柏、白茯苓⑫、泔水浸苍术、酒炒知母、炮干姜，升阳除湿也；若肥盛者，痰⑬满子宫，加半夏、南

---

①　剉：万有书局本此下有"二剂"二字。
②　煎：万有书局本此下有"八分"二字。
③　空心：万有书局本此下有"温"字。
④　一钱：万有书局本作"酒洗"。
⑤　七分：万有书局本无此二字，此下并有"白芍药酒炒、川芎酒洗"二药。
⑥　七分：万有书局本作"蜜炙"。
⑦　七分：万有书局本无此二字。
⑧　川芎七分：万有书局本无"七分"二字，此下有"川断"一药。
⑨　一钱：万有书局本作"炒"。
⑩　升麻：万有书局本此下有"酒炒"二字。
⑪　柴胡：万有书局本此下有"酒炒"二字。
⑫　白茯苓：万有书局本此下有"去皮"二字。
⑬　痰：万有书局本此下有"脂"字。

星、陈皮、茯苓①、苍术②；若瘦怯者，血少不摄精，倍加当归、川芎；经血过行者，加炒干姜五分，炒荆芥八分；经血不通者，加桃仁、红花、苏木；气盛善怒者，加乌药、陈皮、香附、柴胡。

延胡索汤 治妇人室女七情所致，血与气并，心腹疼痛，或连腰胁，甚作搐搦，一切气血经候不调，并宜服之。临经时感寒触怒，多有此症，服之一剂而痊。

延胡索 蒲黄 赤芍 姜黄 酒炒当归各一钱③ 乳香④ 木香⑤ 没药各一钱 甘草炙，八分⑥

以上作一服，水二盅，姜三片，空心服。

桃仁散 治妇人月水不调，或淋漓不断，断后复来⑦，状若泻水，四肢虚倦，不思饮食，腹坚痛，不能行动，月水或前或后，或经月不来，多思酸食。

桃仁 半夏 当归 牛膝 桂心 人参 蒲黄 丹皮 川芎 泽兰各一钱 赤芍 生地各一钱五分⑧ 甘草五分

上作一服，姜三片，水二盅煎，食前服。

经水过期不来作痛者，血虚有寒也，治当温经养血。

---

① 茯苓：万有书局本此下有"去皮"二字。
② 苍术：万有书局本此下有"生茅山者为佳"六字。
③ 一钱：万有书局本此下有"五分"二字。
④ 乳香：万有书局本此下注有"去油"二字。
⑤ 木香：万有书局本此下注有"不见火"三字。
⑥ 炙八分：原无，据万有书局本补。
⑦ 复来：原无，据万有书局本补。
⑧ 一钱五分：万有书局本作"二钱"。

当归一钱五分　川芎五分　酒炒芍一钱　熟地一钱　桃仁去皮尖，二十五粒①　红花三分　香附一钱　肉桂五分　蓬术苏木各一钱　木通一钱　甘草五分

上剉一剂，水煎，空心温服。

经水先期而来者，血虚有热也，治当补血清热。

当归一钱五分　艾叶三分　川芎五分　白芍酒炒，八分生地一钱　姜炒黄连一钱②　阿胶炒成珠，一钱　条芩一钱酒炒黄柏五分　知母五分　炒香附一钱　甘草三分

上剉一剂，水煎，空心温服。

经水将来作痛者，血瘀③气滞也，腹中阵阵作痛，乍作乍止，此气血俱实，治当以行经顺气。

当归　川芎　白芍　生地　黄连　桃仁去皮尖④　红花延胡索　丹皮　莪术各五分

上剉一剂，水煎，空心⑤服。发热，加柴胡、黄芩。

经行有腥气，腹腰胁疼痛者，乃瘀血也，治当顺气消瘀。

当归　川芎　白芍　生地　红花　桃仁去皮尖　玄胡索　莪术　青皮　香附

以上剉一剂，水煎，空心温服。

---

①　二十五粒：万有书局本作"廿个"。
②　一钱：万有书局本作"八分"。
③　瘀：原作"实"，据万有书局本改。
④　桃仁去皮尖：万有书局本无"去皮尖"三字，此下有"香附"一药。
⑤　空心：万有书局本此下有"温"字。

经行过期而来，紫黑成块，气郁血滞也，治当调经顺气。

当归　川芎　炒白芍　生地　红花　桃仁去皮尖　丹皮　青皮　制香附　玄胡索　炙甘草

以上剉一剂，水煎服①。

经水过期而来，色淡者，痰多也，治当活血化痰②。

当归　川芎　炒白芍　生地　陈皮　漂半夏　茯苓　甘草各五分

以上剉一剂，生姜三片，水二盅，煎八分，食后服。

经水过期而来作痛者，血虚有热也，治当清热生血。

当归　川芎　炒白芍　生地　丹皮　桃仁去皮尖　红花　香附　木香　甘草　延胡索

剉一剂，水煎服。

经水过多，久而不止者，成血崩也，治当以凉血补血。

当归　川芎③　土炒白术　条芩　炒阿胶　茯苓　炒地榆　炒山栀　甘草　炒荆芥　香附④

上剉一剂，水煎，空心服。如久不止者，捣茅根，磨墨同服。

经水行后作痛者，气血虚也，治当调养气血。

---

① 以上剉一剂水煎服：万有书局本作"空心服"。
② 化痰：此下原衍"主治"二字，据万有书局本删。
③ 川芎：万有书局本此下有"白芍、生地"二药。
④ 香附：万有书局本此下注有"炒"字。

人参　熟地　当归　川芎　酒炒白芍　茯苓　炒干姜
炙甘草　土炒^①白术

上剉一剂，姜三片，枣二^②枚，水煎，空心服。

经水去多，久而不止，发肿满者，是脾经血虚也，治当补血健脾利水。

当归　川芎　酒炒白芍　熟地　炒白术　茯苓　砂仁
大腹皮　玄胡索　木香　陈皮　姜炒厚朴　苏子　猪苓
木通　制香附　炙甘草　牛膝

以上剉一剂，水煎，温服。

经水月久不行，发肿者，是瘀血渗入脾经也，治当活血健脾行气。

当归　川芎　炒白芍　桃仁去皮尖　红花　丹皮　炒
干姜　肉桂　炒厚朴　麸炒枳壳　木香　香附　牛膝　玄
胡索

上剉一剂，水煎服。

经水月久不行，腹胁有块作痛者，是血结癥瘕也，治当调经止痛而块渐消^③。

当归　川芎　砂仁　木香　小茴　乳香去油　麸炒枳
实　姜炒厚朴　桃仁　红花　丹皮　肉桂　香附　延胡索
牛膝

---

① 土炒：万有书局本作"焦"。
② 二：万有书局本作"三"。
③ 而块渐消：万有书局本无此四字。

上剉一剂，水煎温服。

错经妄行于口鼻者，是火载血上，气之乱也，治当滋阴降火，顺气调经。久而不治，乃成虚怯。

当归　川芎　酒炒白芍　生地　黄芩　炒山栀　丹皮①　犀角　炒阿胶　茯苓　去心麦冬　陈皮

以上剉一剂，水煎温服。

经行身痛②麻痹，寒热头痛者，乃触经感冒也。

加味五积散　治妇人遇经行时，沿身疼痛，手足麻痹，或生寒热，头痛目眩，此乃触经感冒也③。依本方去干姜，加羌活、独活、牛膝、姜、葱，煎服。

陈皮　干姜　肉桂　当归　茯苓　麸炒枳壳　麻黄　甘草　炒厚朴　漂半夏　桔梗　白芷　酒炒白芍　炒苍术　川芎

上剉一剂，姜三片，水煎温服。

经水不调，或腹痛白带，或淋涩不止，或肌瘦者，此气血俱虚也，宜**大补经汤**。

治妇人气血虚弱，血海寒冷，经水不调，或时心腹疼痛，或下白带如鱼脑髓，或似米泔，不分信期，每日淋涩不止，面色痿黄，四肢无力，头目眩晕，肌体羸瘦。

酒炒当归　酒炒白芍　香附④各六分　川芎　熟地　白

---

① 丹皮：万有书局本无此药。
② 痛：万有书局本作"体"。
③ 加味五积散……触经感冒也：原无，据万有书局本补。
④ 香附：万有书局本此下注有"制"字。

术　茯苓①　陈皮　元胡索各四分　人参　炒阿胶　砂仁　小茴②　肉桂　粉甘草炙。各三分

　　以上剉一剂，加枣二枚，姜三片，水煎③温服。

　　煮附丸　治妇人室女一切气血经候不调，脐腹疼痛，面色萎黄，心怯乏力，腹胀胁痛，头眩恶心，饮食减少，崩漏带下，大肠便血，结聚癥瘕，并皆治疗。若以其名，人人言之耗气，不喜此药也。世讹之已久，不肯服者甚多，殊不知获效非常。方书所载，香附子为妇人仙药，不可轻忽，修制相感④，岂可同日而语哉？能久服之，自显其功耳！

　　香附子不拘多少，先捣去毛皮，好醋煮半日，取出焙干

　　上⑤为末，醋糊为丸，如梧桐子大，每服五六十丸，米汤送下，不拘时候。妇人数⑥堕胎，由气不下降，所以胎气不固，此丸尤妙。

　　加味艾附丸　治经水不调，小腹时痛，赤白带下，子宫虚寒。

　　艾叶醋浸焙，四两　酒洗当归　酒炒白芍　川芎　熟地

---

① 茯苓：万有书局本此下有"黄芪"一药。
② 小茴：万有书局本此下注有"酒炒"二字。
③ 剉一剂加枣二枚姜三片水煎：万有书局本作"加黑枣三枚"。
④ 相感：相互感应。《汉书·蒯通传》："然物有相感，事有适可。"
⑤ 上：万有书局本作"研"。
⑥ 数：万有书局本作"素"。

姜汁炒。各一两① 延胡索炒，一两② 生甘草八钱

上为细末，醋③糊为丸，如梧子大，每服七八十丸，空心，米汤服④，温酒亦可。

乌骨鸡丸 治血海虚寒，乃无子嗣，数经堕胎，皆因冲任之脉虚损，胞内宿夹疾病，经水不时暴下不止，月内再行，或前或后，或崩中漏下三十六疾，小便独浊并带，此药能治产后百病，百晬⑤内常服，除宿血生新血，令人有孕，生子充实，及治腰胯疼痛。

人参三两 白术四⑥两，麸炒 黄芪六两 淮生地五两 淮熟地五两 酒洗当归六两 官桂三两 茯苓三两 川芎三两 炒地骨皮三两 酒洗续断三两⑦ 酒洗白芍二两 酒洗⑧石斛二两 姜炒杜仲二两 炒乌药二两

上为末，用乌骨白鸡或乌骨黄鸡一只，男用雌，女用雄，将鸡笼住，用黄芪二两为末，和炒面一两和匀，水泛为丸，如豆大，喂鸡服尽，将鸡吊死，肚肠洗净，挦⑨毛，

---

① 各一两：万有书局本作"二两"。

② 一两：万有书局本作"二两"。

③ 醋：万有书局本作"水"。

④ 米汤服：万有书局本作"米汤下"。

⑤ 百晬：小儿诞生满百日举行的贺宴。宋·孟元老《东京梦华录·育子》："生子百日，置会，谓之百晬。"

⑥ 四：万有书局本作"一"。

⑦ 三两：万有书局本作"二两"，此下并有"香附十二两"五字。

⑧ 洗：万有书局本作"浸"。

⑨ 挦（xián 咸）：扯，拔。孔尚任《桃花扇·哄丁》："掌他的嘴，挦他的毛。"

捶骨碎，入前药于鸡腹内，用酒、醋各五斤，慢火煮烂，取骨捣烂，焙干为细末，将煮鸡药汁和面糊，加酒、醋打匀，同药末杵捣一二百下为丸，每服八十丸，用温酒吞下，或米汤，或艾汤亦可。每药末净一斤，用白面四两，打糊。

龟肉丸 瘦怯妇人虚寒者，用之极应。

川芎二两 当归二两，酒洗 火煨白芍二两 熟地二两，酒浸杵膏 紫苏去梗，八钱 花椒一两① 人参六钱 醋炙艾叶② 香附酒、童便浸 砂仁各二两 麸炒白术二两 陈皮去白，一③两 炒干姜五钱 五味子去梗，三钱

上用黄皮龟肉一斤八两，汤泡，去皮连爪，用好醋、酒各一碗，煮烂如泥，焙干，和前药为末，将枣煮烂，入姜同煮，去皮核，去姜，杵膏，和地黄膏为丸，如梧桐子大，每服七八十丸，或米汤，或温酒送下。

南岳夫人济阴丹 治血海虚寒，久无孕育，及数经坠胎，一切经候不调、崩中漏下、积聚诸症，并皆治之。

桃仁去皮尖 人参 桔梗 薰本 炙甘草 木香 茯苓 酒蒸石斛各七钱 酒洗当归 川芎 炒干姜 细辛 丹皮去木 川椒去目，炒。各五钱 山药一两 续断酒浸，五④

---

① 一两：万友书局本作"二两"，此下并有"取半为末"四字。
② 艾叶：万有书局本此下注有"二两，焙干"。
③ 一：万有书局本作"二"。
④ 五：万有书局本作"七"。

钱　京墨淬①，五钱　蚕布炒②，七钱　泽兰二两二钱③　炒苍术二两　炒黄糯米三合　熟地二两　香附一两一钱　乌黑豆三合④，发芽，去皮壳，炒黄色

上为末，炼蜜为丸，如梧桐子大，每服七八十丸，空心⑤，或米汤、醋汤送下，或醋打成丸亦可。

四顺理中汤　调理女子妇人风虚冷劳，一切气血之疾，以及胎前产后，血带血晕，恶露不快，败血为疾，并宜服之。凡生产之后，即便第二日，可以服此药，逐败血，安新血，自然百病不生。此方常用调经种子，百发百中，悉得效验。若将调理女人⑥诸疾，炼蜜为丸，或以酒煮面糊为丸，服时随症用汤。

黑大豆炒熟，去皮，一升　净炒干姜二两　童便浸⑦香附去毛，十两　酒浸淮生地二两

上为细末，每服二钱，食前用温酒送下，或炼蜜为丸，或酒糊为丸，如梧桐子大，每服十丸⑧，非温酒则米汤任下。

随证汤使如下：

---

① 淬：万有书局本作"烧酒淬"。
② 炒：万有书局本作"煨"。
③ 二两二钱：万有书局本作"一两"。
④ 三合：原无，据万有书局本补。
⑤ 空心：万有书局本此下有"温酒送下"四字。
⑥ 调理女人：原作"女人调理"，据万有书局本乙转。
⑦ 浸：万有书局本作"炒"。
⑧ 十丸：万有书局本作"八十粒"。

新产败血不散，儿枕块硬疼痛者，童便和酒送下；临产胎死腹中不下①，以黑豆一合，醋煮豆熟为度，调药七分盏服，暖其胎即自下；临产之时，胎衣不下，以童便同煎，酒下；产后恶露不快，血晕冲心，眼黑昏闷，口噤，不省人事，并用温酒调下，若稍重，可用秤锤烧红，淬酒下，名雷轰酒②；妇人初受胎时，胎气不安，多卧少起，饮食不进，名恶阻，以炼蜜为丸，如弹子大，每服一丸，细嚼，用糯米煎汤送下，或秦艽、糯米煎汤下③；胎漏下血不止或下黄赤汁，腰腹重痛，以温酒咽下，兼④以胶艾汤、安胎饮；妊娠数经堕胎，多至半产漏下，用温酒下，气顺摄血，自然胎息安固⑤；妊娠日月未足，而一向似欲产者，以知母煎汤下；妊娠胎上逼心，胎不近下，以川芎汤下；妊娠至七八个月，常服养胎益血，安和子脏，易产，以枳壳、糯米煎汤下；女人血冷，面白脱色，青筋逆露，以酒服，良验；调养经候，滋养少女，名金钗煎；经候不调，月水甚浊，腹常刺痛，及产女血弱，阴虚，经脉不匀，并依前温酒米汤下；一等少女，经水⑥已行一二次，复至一二年又不行，或有四季一行，有三五个月复至，此

----

① 下：原作"一"，据万有书局本改。
② 名雷轰酒：万有书局本无此四字。
③ 或秦艽、糯米煎汤下：万有书局本无此句。
④ 兼：原无，据万有书局本补。
⑤ 气顺摄血，自然胎息安固：万有书局本无此句。
⑥ 经水：原作"经脉"，据万有书局本改。

本血脉素弱未充，故经水断续，宜以此药调理润血，血旺自通，不必攻之。

养心益肾百补丹　补益元气，培填虚损。真精内乏，以致胃气怯弱，下焦虚惫，及梦泄自汗，头晕目黑耳鸣，四肢无力，补养之胜药也，其功不能尽述。

生地八两，酒蒸，炒好捣膏①　枸杞子四两，酒②浸　淮山药四两　山萸肉四两，酒蒸　丹皮去木，三两　白茯苓去皮，人乳蒸，三两　炒柏子仁二两　覆盆二两　五味子二两　泽泻去毛，二两　菟丝子三两，水洗净，酒蒸捣饼，焙干，又研细末

共为细末，用蜜八两，鹿角胶一两，先溶入蜜内炼，入浮小麦粉四两，芡实粉四两，水调，亦入胶蜜同炼熟，和诸药捣千余下，丸如梧子大，每服空心，早晨淡盐汤送下一百丸。

---

① 炒好捣膏：万有书局本作"另杵为膏"。

② 酒：原无，据万有书局本补。

经闭不行门 附方一十一道①

月水闭绝不行者，何也？夫月水久闭不行，因风冷溶入胞络，或醉以入房，或为血枯及血癥血瘕，或堕坠惊恐，皆令月水不来也。《病源》云：血性得热则宣流，寒则闭塞。既为风冷所搏，即血结于内，故月事不通也。或醉②已入房，则内气耗损，致伤肝经，使月事衰少。肝藏血，劳伤过度，血气枯竭于内也。或吐血，或下血，谓之脱血，使血枯于中，月事不来，津液耗减故也，但益其津液，经自下矣。月水不行，久则为积块，为血癥，为血瘕，名曰血聚，使荣绝于内，水血相并，壅塞不通，脾胃虚弱，更为水肿者有之。心主行血，堕坠惊恐，神无所依而血散，亦令月水不行也。盖人之生，以气血为本，人之病，未有不先伤其气血者也。有室女童男，积想在心，思虑过度，多致劳损，男子即神色失散，女子则月水先闭。何以致然？忧愁思虑则伤心，心伤则血遂竭，血遂竭则神色失散，而月水先闭也。水既受病，不能荣养其子，故不嗜食；脾气虚则金气亏，故发咳嗽；既作，水气绝，故四肢干；木气不充，故多怒；鬟发焦，筋骨痿痹，俟五脏传遍，卒不能死者，然终死矣。盖病起于五脏，无有已期，

---

① 附方一十一道：原无，据目录及万有书局本补。

② 醉：原作"笋"，据万有书局本改。

药力不可及也。若或自能致易心志，用药扶持，如此则可得九死于一生。经候不通，不可一例而用药。有血壅而不行者，用破血之药而自通；有血枯而不通者，乃气血虚败，如索千金于乞丐之手，其可得乎？若用破血之药，非惟不能行，反愈损于人矣。

治血枯而不能行者，滋而通之。

人参　肉苁蓉　五味子　黄芪　当归　川芎　白芍　熟地

上水煎，空心服。

治血壅而不行者，决而行之。

当归　生地　川芎　赤芍　三棱　莪术　鬼箭　苏木　玄胡索　红花　姜黄　白术　丹皮　桃仁

同酒一盏半，煎半，空心服。

养胃胜金汤　治妇人女子经脉不行，多有脾胃损伤而致者，不可轻用通经①之药，只宜补养脾胃，脾旺则能生血而经自行矣。

白术一钱　茯苓八分　白芍八分　黄芪六分　甘草四分　陈皮四分　麦芽四分　川芎七分　柴胡一钱　当归七分

上水煎，空心服。

滋血汤　治妇人血热气虚，经候涩滞不通，至使血聚，肢体麻木，浑身疼痛，烦倦，或室女年及笄，经脉不

---

①　通经：万有书局本此下有"破血"二字。

通，日渐黄瘦，将成劳疾，切不可便投红花破瘀等药，贻他日为患。若似前症，憎寒发热，五心烦躁，饮食减少，宜服此药，滋养而通利之。

马鞭草　荆芥穗各三分　桂心　枳壳　川芎　当归　赤芍各三钱　丹皮

上水二盅，乌梅一个，煎服。

红花当归散　治妇人血海枯竭，或积瘀血，经候不调，断续不定，时作腹痛，腰胯重疼，攻刺小腹紧硬，及室女月水不通，并宜服之。

红花　紫葳　牛膝　白芷　苏子各一钱　桂三钱五分　归尾①　刘寄奴各一钱　赤芍二钱

上作一服，用水一②盅，酒一盅，煎一盅，空心服。

柏子仁丸　治血虚有火，月经耗损，渐至不通，日渐瘦羸而生潮热，慎毋以毒药通之，惟此丸主之。

柏子仁一两，另研，炒　酒拌牛膝一两　生卷柏一两，生于石岩上，遇雨则舒如掌，逢日则卷如拳　泽兰叶二③两　续断二两　熟地四两④

上为末，入地黄膏，加蜜为丸，如梧桐子大，空心，米汤送下八九⑤十丸。

---

① 归尾：万有书局本此下有"甘草"一药。
② 一：万有书局本作"二"。
③ 二：万有书局本作"三"。
④ 四两：万有书局本作"三两"，此下并有"杵膏"二字。
⑤ 八九：万有书局本无此二字。

泽兰叶汤 治症同前。

泽兰叶三两　酒拌当归一两　酒炒白芍一两　甘草五钱

每服五钱，水煎，空心①服。

加味地黄丸 治妇人经闭，发热或咳嗽等症。

熟地四两　山药二两　山茱萸肉四两②　茯苓一两五钱③

泽泻去毛，一两　酒拌当归一两　童便制香附一两　桃仁去皮尖，一两　土红花一两

上为末，炼蜜为丸，如梧桐子大，空心，温酒下百丸，或盐汤下。愚常以地黄丸并柏子仁丸合作一剂，炼蜜为丸，其功不可尽述④。

通经丸 治室女、妇人经脉不通，脐腹疼痛，潮热，或成瘕等症。

川椒去目，炒　煨莪术　干漆炒尽烟　炮干姜　酒蒸大黄　桂心　桃仁炒⑤　川乌泡。各七钱　当归酒洗炒，三⑥两

炒青皮一两　红花七钱　紫葳七钱　刘寄奴七钱　牛膝七钱

上为细末，将一半药用米醋熬成膏，和前余药末一半，同在石器内捣二三百下，丸如梧桐子大，阴干，每服五十丸，空心，温酒、醋汤任下。

---

① 心：万有书局本此下有"温"字。

② 两：万有书局本此下有"去核净肉"四字。

③ 钱：万有书局本此下有"丹皮一两五钱"六字。

④ 其功不可尽述：万有书局本作"神效"。

⑤ 炒：万有书局本无此字。

⑥ 三：万有书局本作"一"。

红花当归丸　治妇人血脏虚竭，经候不调，或断不来，积瘀成块，腰腹刺痛，肢体羸瘦者。

马鞭草八两　刘寄奴八两。二味共熬膏为丸　酒洗当归三两　赤芍　牛膝①　川芎　醋制香附　丹皮去木　甘草各一两五钱　红花　白芷各七钱五分　官桂二②钱　紫葳　苏木各三两　炒枳壳一两

上为细末，以前膏入少糯米粉，打糊为丸，如梧桐子大，每服八十丸，酒红花煎汁，空心送下。

取经丸　治妇人经闭，不论久新。

乳香③　没药　孩儿茶　巴豆去壳。各五分　葱白　斑毛各五个

上共为细末，捣为丸，绵裹三层，系放竹筒上，将线扎住，送入阴户内三四寸，一炷香时，经水立下矣。

---

①　牛膝：万有书局本此下注有"酒拌"二字。

②　二：万有书局本作"六"。

③　乳香：万有书局本此下注有"去油"二字。

经漏血崩门 <small>附方十三道①</small>

夫妇人月水不断，或崩中不止者，由损伤经血，冲任脉虚故也。冲任之脉，为经脉之海，手太阳小肠之经也，手少阴心之经也，此二经为表里，主下为月水，若无损伤，则阴阳和平，而气血调通，经下依时。若劳动太过，多致脏腑俱伤，而冲任之气虚，不能约制其经血，故令月水不断，或忽然暴下，谓之崩中。凡月水不止，而合阴阳，则冷气上入于脏，则令人身体面目萎黄，亦令绝子不产也。若诊其寸口，脉微迟，尺脉微弦。寸口脉微迟为寒在上焦，两尺脉微弦，即小腹引腰脊痛者，血必下也。

断下汤 治妇人冲任气虚，崩中漏下，经脉不调，每遇月候将来，脐腹腰脚先痛，渐减饮食，四肢乏力，及带下三十六疾，悉能疗之。

人参去芦 熟地 醋炒艾叶各一钱 海螵蛸炒炭 当归各二钱② 川芎七分 炒干姜五分 阿胶炒，七分五厘

上作一服，水二盅，煎八分，食前服。

胶艾汤 治劳伤气血，月水过多，淋沥漏下，连日不止，脐腹疼痛；及妊娠将摄失宜，胎动不安，腹痛下坠；或劳伤胞络，胞漏下血，腰痛闷乱；或因伤损，胎下抢

---

① 附方十三道：此五字原无，据目录及万有书局本补。

② 各二钱：此三字原无，据万有书局本补。

心，奔冲短气；及因产乳，冲任气虚，不能约制，延引日月，渐成羸瘦等症。

熟地一两① 白芍药一钱 酒洗当归一钱 阿胶珠② 川芎 炙甘草③各七分 炒艾叶一钱

上作一服，水一盅半，酒半盅，煎八分，食前服。

凉血地黄汤 治妇人血崩不止，肾水阴虚，不能镇制胞络相火，故血走而崩也。

生地 归尾 黄连 黄柏 知母 藁本 川芎 升麻④各四两 红花二分⑤ 柴胡 防风 羌活 黄芩 细辛 荆芥 蔓荆子 甘草炙。各二分

上作一剂，用水二盅，煎至八分，食前服。

升阳除湿汤 治胃气下陷，经血暴崩，并治白带淋沥，此风能胜湿之意也。又云：火郁则发之。

当归五分 独活七分 蔓荆子五分⑥ 炙甘草一钱 升麻一钱 藁本一钱 柴胡一钱 羌活一钱 苍术一钱 黄芪一钱

上水煎，空心服。妇人阴脱下坠，用此药以升提之，亦多有效。

加味荆芥止崩汤 治血崩日久不止。

---

① 一两：万有书局本作"一钱"。
② 阿胶珠：万有书局本作"炒"。
③ 炙甘草：万有书局本无此药。
④ 升麻：万有书局本无此药。
⑤ 二分：万有书局本作"一分"。
⑥ 五分：万有书局本作"一钱"。

当归一钱　甘草一钱　陈皮一钱　枸杞子一钱　熟地二钱
白术一钱　荆芥穗①一钱　人参一钱　白芍药一钱

上水煎，空心服。此卢水西实验方也。

备金散　治血崩不止。

炒香附四两　归尾一两二钱　五灵脂炒，一两

上为细末，每服二钱，空心温酒调下。

解毒四物汤又名温清饮　治妇人经脉②不住，或如豆汁，
五色相杂，面色黄萎，脐腹刺痛，寒热往来，崩漏不止，
并宜服之。

当归　川芎　白芍　熟地　黄连　黄柏　黄芩　山栀
各一钱五分

上剉一剂，水煎③，空心服。

五灰散　治经血不止成崩者。

莲蓬壳　黄绢　血余　棕皮　百草霜

上各烧灰，加黑山栀炒黑、蒲黄炒黑、黑血余④，共为
细末，调入前药服之，或炼蜜为丸，每服五十丸，空心，
清米汤送下。

血崩甚而腹痛，人多疑恶露未尽。大凡血之为患，欲
出未出之际，停住腹间，即成瘀血，若必待瘀血尽而后截

---

① 荆芥穗：万有书局本此下注有"烧灰"二字。
② 经脉：万有书局本作"经络"。《万病回春录》作"经行"，义胜。
③ 水煎：万有书局本作"水一盏半，煎八分"。
④ 黑血余：万有书局本作"京墨、血竭"。

之，吾恐并与人而无之矣。腹痛①，血通则止，崩而腹痛，血住则止痛，宜芎归汤加炒黑干姜、熟附子各一钱，止其血而痛自定矣。

滋阴百补丸　治血崩日久，血水淋沥不止，用此药以补益之，及妇人年过五十而经血过多者，用此屡效。

香附四两，新汲水浸，自辰至午②，取起，晒干用之　破故纸一两，炒　酒洗当归一两五钱　酒洗淮生地一两③

上为末，米糊为丸，空心，米汤下。更加人参五钱尤妙。

经验固崩汤　治血崩不止，彷徨之甚。

当归一钱　川芎八分④　酒炒白芍一钱　熟地八分⑤　杜仲一钱⑥　续断一钱五分　升麻一钱⑦，甚者倍用　山药一钱　地榆一钱⑧　黑山栀一钱⑨　炒黑荆芥一钱五分　炒黑干姜甚者倍用

上剂⑩水煎，空心服。

---

①　腹痛：原作"腹瘀"，据万有书局本改。
②　午：万有书局本作"酉"。
③　酒洗淮生地一两：万有书局本无此药，有"山药酒浸一两，杜仲姜汁炒一两，荆芥穗炒焦一两，续断一两，白茯苓二两去皮，香附四两便制"。
④　八分：万有书局本作"一钱"。
⑤　八分：万有书局本作"八钱"。
⑥　一钱：万有书局本作"一钱五分"。
⑦　一钱：万有书局本作"一钱五分"。
⑧　一钱：万有书局本作"一钱五分"。
⑨　一钱：万有书局本作"一钱五分"。
⑩　上剂：万有书局本作"上药，照分称足"。

清血止晕汤　治血崩有至昏眩，不省人事，急用此药，清血行经而晕自除矣。

泽兰叶一钱　焦荆芥穗①一钱　人参一钱　甘草一钱

上水一盅半，酒少许，煎服。

芎归汤　治血崩，以致寒所晕倒者，即②用此药煎服。

当归五钱　川芎四钱　酒炒白芍二钱　续断三钱　黑荆芥穗三钱

水一盅，酒半盅，煎服，立止。或加人参二钱。

---

① 荆芥穗：万有书局本此下注有"炒焦"二字，并有"川芎"一药。

② 即：万有书局本作"急"。

赤白带门<small>附方八道①</small>

妇人赤白带下，皆因月经不调，房色过度，或产育血虚，胃中湿痰下流，渗入膀胱而带也。腰酸，头晕眼花，小腹胀痛，四肢无力，困倦而虚，肥人多痰者。带症，瘦人多火亦有之。带与梦遗同治。

加减八物汤② 治赤白带下。

当归　川芎　白芍酒炒　生地黄　人参去芦　茯苓去皮　酒炒杜仲　炒香附　乌梅一个

上姜、枣水煎，食前服。肥人加半夏；瘦人加黄柏；饱闷去人参，加砂仁；腹痛③加小茴香、玄胡索，去人参；冬月④加炒干姜⑤少许。

止带丸 赤白同治。

当归酒洗　川芎　人参去芦　山药　姜汁炒杜仲　醋炒香附　牡蛎火煅　酒炒破故纸　川续断酒拌　椿树根皮酒炒，大治白带。各等分　青黛减半

上为末，炼蜜为丸，如梧桐子大，每服五十丸，空

---

① 附方八道：此四字原无，据目录及万有书局本补。

② 加减八物汤：万有书局本此方中有“白术去芦、山药、甘草减半”三药。

③ 腹痛：原作“腹胀”，据万有书局本改。

④ 冬月：原无，据万有书局本补。

⑤ 炒干姜：万有书局本作“煨姜”。

心，清米汤送下。腹痛加玄胡索、小茴香，去人参；饱闷去人参，加砂仁；夏月加黄柏；冬月加干姜少许；肥人加姜制半夏；瘦人加酒炒黄柏。

加味威喜丸　治带如神。

茯苓去皮，四两，切碎，同猪苓二两煮①，去猪苓　牡蛎二两　黄蜡二两

上将黄蜡熔化，加炼蜜为丸，如梧桐子大，每服八十丸，空心，清汤下。白浊亦同此治之。

当归煎　治赤白带不止，腹内疼痛，四肢烦疼，不用饮食，日渐羸瘦。

当归酒洗②　煅牡蛎　炒阿胶　白芍炒　酒浸川续断各一两　地榆五钱　赤芍③　炒焦荆芥各一两

上剉剂，水煎，空心④服。或为末，米醋糊为丸，米汤送下五十丸。

加味六合汤　治妇人上有痰火，下有白带⑤。

当归⑥　酒炒白芍八钱　川芎盐水浸，七分⑦　熟地⑧

---

① 煮：万有书局本此下有“半日”二字。
② 酒洗：万有书局本此下有“浸”字。
③ 赤芍：万有书局本作“白茯苓”。
④ 空心：万有书局本无此二字。
⑤ 白带：万有书局本此下有“腹痛”二字。
⑥ 当归：万有书局本此下注有“一两”二字。
⑦ 七分：万有书局本作“七钱”。
⑧ 熟地：万有书局本此下注有“酒浸，焙干，一两”六字。

陈皮去白①，八分　茯苓去皮②　炙甘草四分　姜炒制半夏七分　白术一钱　炒黄柏七分　酒炒知母六分　酒炒椿皮一钱　贝母去心，糯米拌炒，七分

上剂，生姜三片，水煎，空心服。

收带六合丸　治赤白带下，腹内疼痛，和脾胃，燥中宫之湿，提下陷之气，化痰清火。

炒白术③　炒苍术④　茯苓去皮　陈皮去白，盐水浸　当归酒洗⑤　白芍药酒炒⑥。各二两　熟地酒浸　漂⑦半夏　椿树皮酒洗，焙干。各一两五钱　丹皮去木⑧　酒炒黄柏各一两五钱⑨　炙甘草一两　防风九钱　升麻八钱

共为细末，醋⑩糊为丸，每服一百丸，空心，米汤下，盐汤亦可。一方加香附、枳壳。

双白丸　治白带如神。

真石灰二两　茯苓去皮，四两

上为细末，醋糊为丸⑪，每服五十丸，空心，白

---

① 去白：万有书局本此下有"盐水浸"三字。
② 去皮：万有书局本作"七分"。
③ 白术：万有书局本此下注有"米泔浸"三字。
④ 苍术：万有书局本此下注有"米泔浸"三字。
⑤ 酒洗：万有书局本无此二字。
⑥ 酒炒：万有书局本作"酒浸"。
⑦ 漂：万有书局本作"制"。
⑧ 去木：万有书局本无此二字。
⑨ 五钱：万有书局本作"二钱"。
⑩ 醋：万有书局本作"酒"。
⑪ 为丸：万有书局本作"水丸"。

汤下。

白芷螵蛸丸　治白带如神。

炒黑白芷一两　海螵蛸二个，烧①　胎发一个，烧②

上为细末，空心，酒送下二钱③。

---

① 烧：万有书局本作"煅"。
② 一个，烧：万有书局本作"一团，煅"。
③ 二钱：万有书局本作"三钱"。

虚劳门_{附方一十一道①}

虚劳者，因气结忧思惊恐，或情欲动心②，或经水不调，变生诸疾。上盛下虚，脚手心热，或皮焦骨热③，或午后怕寒，夜间发热，或日夜不退，盗汗自汗，减食嘈杂，怔忡呕哕，烦躁，胞胀作痛，饱闷作泻，痞块虚惊，面白唇红，头目昏晕④，腰背酸痛，四肢困倦无力，小水赤涩，重则虚火上攻，两颊颧赤，骨蒸劳热，阴虚火动。治宜养血健脾以治其本，降火清郁以治其标，逍遥散、茯苓补心汤，可选而用之⑤。

虚劳吐血者⑥，**清肺饮**。

治妇人虚劳热发，咳嗽吐血，先服此清热止血，后服逍遥散等剂加减而调治之。

当归_{酒洗}⑦　川芎　黄芩　贝母_{去心}　蜜水炒知母　阿胶珠　炒蒲黄　陈皮_{各八钱}⑧　酒炒白芍　生地　天冬_{去心}　麦门冬_{去心}　前胡_{各一钱}　藕节_{十片}　炙甘草_{三分}

---

① 附方一十一道：原无，据目录及万有书局本补。
② 心：原无，据万有书局本补。
③ 骨热：万有书局本作"骨蒸"。
④ 昏晕：其间原衍"眩"字，据万有书局本删。
⑤ 用之：万有书局本此下有"妄勿轻投"四字。
⑥ 虚劳吐血者：万有书局本无此五字。
⑦ 酒洗：万有书局本无此二字。
⑧ 八钱：万有书局本作"一钱"。

上剉剂，水煎，食前，徐徐温服。

如虚劳热嗽有汗者，**逍遥散**。

治肝脾血虚发热，或潮热，或自汗盗汗，或头痛目涩，或怔忡不宁，颊①赤口干，或月经不调，或肚腹作痛，或小腹重坠，水道涩痛，或肿痛出脓，内热作渴②。

当归　酒炒白芍　土炒白术　茯苓　酒炒柴胡各一钱
炙甘草五分　薄荷少许

上剉，煨姜一片，水煎。加丹皮、山栀炒，名加味逍遥散，治症同前。

滋阴至宝汤　治妇人诸虚百损，五劳七伤，经脉不调，肢体羸瘦。此药专调经水，滋血脉，补虚劳，扶元气，健脾胃，养心肺，润咽喉，清头目，定心神，安魂魄，退潮热，除骨蒸，止咳嗽，化痰涎，收盗汗，治泄泻，开郁气，利胸膈，疗腹痛，解烦渴，散寒热，祛体疼，大有奇功，不可尽述。

当归酒洗③　白芍　白术　茯苓　地骨皮去骨④　陈皮
知母　贝母去心　香附童便制　麦门冬去心。各⑤八分　薄荷
少许　柴胡酒炒　甘草三分

上剉剂，用煨姜三片，水煎温服。

---

① 颊：原作"烦"，据万有书局本改。
② 作渴：万有书局本此下有"悉宜服之"四字。
③ 酒洗：万有书局本无此二字。
④ 去骨：万有书局本无此二字。
⑤ 各：原无，据万有书局本补。

虚劳热嗽无汗者，**茯苓补心汤**。

妇人以血旺气衰为本，心生血，肝藏血，今血衰而气盛者，由心气虚耗，不能生血，又不能制乎肺金，使肺气得以乘乎肝木，肝脏亏损，不能藏血，渐至枯涸，不荣经络，故月信不调矣。此药专补心元之虚，抑其肺气之盛，调和荣卫，滋养血脉，其疾自愈。兼治去血过多，虚劳发热，及吐血衄血，咳嗽痰喘上壅，胸膈不利。

当归一钱　川芎一钱　酒炒白芍一钱　酒炒熟地一钱　茯苓去皮①，一钱　木香五分　甘草五分②　陈皮一钱　姜制半夏一钱　干葛一钱　桔梗③一钱　麸炒枳壳一钱　前胡④一钱　紫苏八分⑤　人参去芦⑥，五分

上剂加姜、枣煎服⑦。

滋阴地黄丸　治妇人经水不调，或不通，虚劳，吐血衄血，咳血便血，发热咳嗽，盗汗，痰喘心惴⑧，一切虚损瘦怯之症。

熟地姜汁浸，焙，四两　山药二两　山茱萸酒蒸，去核净

---

① 去皮：万有书局本无此二字。

② 甘草五分：万有书局本无此药。

③ 桔梗：万有书局本此下注有“去芦”二字。

④ 前胡：万有书局本此下注有“去芦”二字。

⑤ 八分：万有书局本作“七分”。

⑥ 去芦：万有书局本无此二字。

⑦ 上剂加姜枣煎服：原无，据万有书局本补。

⑧ 惴（zhuì坠）：忧愁恐惧。《说文》：“惴，忧惧也。”

肉，四两① 茯苓去皮，一两五钱 丹皮去木，一两五钱 酒浸生地二两 贝母去心，二两 泽泻去毛，一两五钱 天门冬去心，二两 知母去毛②，二两 当归酒炒，二两 香附童便浸，二两

上为末，炼蜜为丸，如梧桐子大，每服一百丸，空心盐汤送下。咳嗽，淡姜汤送下。

乌骨鸡丸

黄皮龟肉丸

南岳夫人济阴丹

养心益肾百补丸

以上四方，俱在经候不调门，可选用之。

抑肝散 治寡居独阴妇人，恶寒发热，全似疟疾者，久而不愈，即成瘵。

柴胡二钱五分③ 赤芍 丹皮去木。各④一钱五分 炒青皮二钱 当归五分 生地五分 地骨皮一钱 炒香附童便浸，一钱 川芎七分 连翘五分 山栀⑤一钱 炙甘草三分 神曲八分

上用水煎，空心服，渣再煎，下午服。临卧服交感丸

---

① 四两：万有书局本作"二两"。

② 去毛：万有书局本此下有"酒炒"二字。

③ 二钱五分：万有书局本作"三钱"。

④ 各：原无，据万有书局本补。

⑤ 山栀：万有书局本此下注有"炒"字。

一丸①。

铁瓮先生交感丹　治先富后贫，先贵后贱，或终身不得志，抑郁不快，及妇人以七情郁结，师尼寡妇抑郁不开。

香附一两②，童便浸，高一指，待七日洗净，晒干，捣碎，醋炒　茯苓去皮木，四两，人乳浸，日晒夜露，七日七夜

上二味共为细末，炼蜜七分，神曲七分，打糊和为丸，如弹③子大，每服一丸，不拘时候，白滚汤送下。

---

① 一丸：万有书局本此下注有"即交感丹"四字。
② 一两：万有书局本作"一斤"。
③ 弹：万有书局本作"梧"。

求嗣门_{附方九道①}

凡女人经水来时，有二日半净者，三日净者，亦有女人血旺气盛，六七日净者，不可拘定。但观宝田，看经水之颜色何如耳！乃以洁白之物，或丝棉，夹于阴户中，取而观之，金色者，乃佳期也；鲜红者，未净不及也；浅红者，太过也。惟以败血去净，新血生如金色者，为佳期也，此时合交，无不成孕矣。若先期而交者，纵使施精，乃金水太盛，子宫瘀塞，且无受精之处；后期而交者，子宫已闭，虽施精而无门可入，胎岂有成也哉？所谓佳期者，败血已净，新血复生，子宫虚，此时施精，如炉炼金，如浆点腐，胎孕有②成矣。又云：经水净后，单日下种则成男，双日下种则成女，六日以后不成矣。施精亦要在夜半子时后方可也。盖子时夜气清明，一阳发生，古语一阳动处③兴功是也。此时再遇天晴月朗，风清气和，又是成定吉④日，又逢天月二德，合日行房，不惟生子，而子且贵，神气清秀，聪明必过人矣。胎既成矣，则阴阳之精融混一气，但精血蕊嫩而未老，动之易克易化，第恐风

---

① 附方九道：此四字原无，据目录及万有书局本补。
② 有：万有书局本作"自"。
③ 处：此下原衍"外"字，据万有书局本删。
④ 吉：此下原衍"吉"字，据万有书局本删。

邪感人，损伤胎气。切记！复后连交，挟持重物，过险超壑①，深怒大笑，大惊高语，是何也？盖以胎婴之结，一月如白露，二月如桃花，三月之后男女分，当静以守之，逸以待之，故曰静而有常是也。若连交一次，则胎息反被摇动，感受风邪，入于子宫，譬如果木花开，若遇风寒霜②露，花定不能结果，纵有结成，亦必生虫风落。结胎后若要连交，亦不能以成子矣，纵有一成，亦不能结实完真，非小产即脐风，非生虫则落果，势之所必至也。且将产若连交，则胎受毒秽，产后满头生疮，为必然矣。慎之！慎之！

　　妇人之道，始于求子，求子之法，莫先调经，每见妇人之无子者，其经必或前或后，或多或少，或将行而作痛，或行后而作痛，或紫或黑，或淡或凝而不调，不调则气血乖争，不能成孕矣。大抵妇人无子，多因气血俱虚，不能摄养精气故也。肥人多痰，躯脂满溢，闭塞子宫，治须消痰养血顺气；瘦人多火，子宫干燥无血，治宜清热补血。术岂多乎哉！

　　调经种玉汤　调经种子，百发百中。

　　当归酒洗③　川芎各四钱　熟地　香附炒。各六钱　酒炒

---

① 壑（hè 贺）：坑谷，深沟。《说文》：“壑，沟也。”
② 霜：万有书局本作“雾”。
③ 酒洗：万有书局本无此二字。

白芍　白茯苓去皮①　陈皮各三钱　吴茱萸炒，四钱　丹皮去木②　玄胡索炒。各三钱

　　若过期而经水色淡者，乃血虚有寒也，加官桂、干姜、熟艾各三钱；若先期三五日而经水色紫者，加条芩三钱。

　　上剉作四剂，每一剂用姜三片，水一碗半，煎至一碗，空心温服，渣再煎，临卧服。待经至③之日服起，一日一服，药尽经止，则当交媾，即成孕矣。纵孕未成，经必对期，候经再来，即服四剂，必有孕无疑。

　　百子建中丸　治妇人久冷，赤白带下，肚腹疼痛，经水不调，四肢无力，与久鲜子息。温中暖脐，调经开郁开胃，服至半月，必有孕矣。

　　香附一斤，分作四分，一分童便浸七日，一分酒浸七日，一分醋浸七日④，一分盐水浸七日，各用炒香　大艾叶四两，米泔浸七日，将米泔⑤慢火煮半日，焙干为末　砂仁五钱　当归酒洗，三两⑥　熟地酒浸，三两　白芍三两　玄胡索一两二钱⑦　五味子五钱　杜仲一两，酒炒　阿胶⑧一两五钱　白术一两，麸炒

---

　　① 去皮：万有书局本无此二字。
　　② 去木：万有书局本无此二字。
　　③ 至：原作"止"，据万有书局本改。
　　④ 七日：原无，据万有书局本补。
　　⑤ 将米泔：原作"原温"，据万有书局本改。
　　⑥ 当归酒洗，三两：万有书局本无此药。
　　⑦ 二钱：万有书局本作"五钱"。
　　⑧ 阿胶：万有书局本此下注有"炒"字。

各为细末，择壬子日，好米醋打粳米糊为丸，如梧桐子大，空心时，用淡醋汤送下八十丸。如妇人肥胖者，加陈皮、半夏各一两。此方慈水叶南洲三代以此得子，屡试屡验。

女金丹 调经种子，真神方也。

白芍药　当归　川芎不见火　石脂赤白皆可　藁本　人参　白薇　丹皮　桂心　白芷　白术　白茯苓　没药　玄胡索　甘草各等分，一两

上十五味，除石脂、没药另研，其余醇酒浸一宿，漉起烘干，为细末，共十五味十五两。香附米十五两，以米醋浸一宿，略炒为细末，足十五两。上十六味和合，重罗，炼蜜丸，如弹子大。每取一丸，空心，鸡未鸣时，先以茶汤漱口，后细嚼，以温酒或白汤送下，干物压之，服至四十九丸为一剂，以癸水调平，受胎为度。胎中三日一丸，产后二日一丸，百日止。

尽人事而不育者，天也。此方治妇人久虚无子，及胎前产后一切病患，男子积年血气，手脚麻痹，半身不遂，并妇人血崩带下，产后腹中结痛，吐逆心痛，诸虚不足，心腹疼痛并治。

五子六味丸 即经候不调门养心益肾百补丸也，男、妇可服，功甚效。

南岳夫人济阴丹 治三十六疾。吾祖藉之以起家，调经种子补虚极有神验，珍之。

乌骨鸡丸　补虚极羸瘦，种子亦神效。

黄皮龟肉丸　虚寒者服之，种子极效。

四顺理中汤　调经中子，百发百中。

以上五方，俱载经候不调门，可参看之。

固本健阴丹　凡人无子，多是精血清冷，或赋禀薄弱，间有壮甚者，亦是房劳过甚，以致肾水欠旺，不能直射子宫，故令无子，岂可尽归罪母血之不足与虚寒也耶？

菟丝子酒煮，一两五钱　茯苓　山药酒蒸　牛膝①酒浸杜仲酒洗，炒②　归身酒洗③　肉苁蓉酒浸　五味子去梗　益智仁盐水炒　嫩鹿茸炙④。各一两　熟地酒蒸　山茱肉各三两川巴戟酒蒸⑤，去心，二两　续断酒浸　远志肉炒⑥　蛇床子去壳，炒，一两五钱⑦　加人参二两　枸杞子三两

上为细末，炼蜜为丸，如梧桐子大，每服八十丸，空心，盐汤送下，酒亦可，临卧再进一服。若妇人月候已尽，此时种子期也，一日可服三次无妨。如精不固，加龙骨、牡蛎火煅，盐酒淬三五次各一两三钱⑧，更加鹿茸五钱。

---

① 牛膝：万有书局本此下注有"去芦"二字

② 酒洗，炒：万有书局本作"去皮，酥炙"。

③ 酒洗：万有书局本无此二字。

④ 炙：万有书局本作"酥炙"。

⑤ 酒蒸：万有书局本作"酒浸"。

⑥ 炒：万有书局本作"姜炒"。

⑦ 蛇床子去壳，炒，一两五钱：万有书局本无此药。

⑧ 三钱：万有书局本作"五钱"。

妊娠门附方五十三道①

产前当清热养气②。

产妇因火动胎，逆上作喘急者，急用条芩、香附之类。堕胎者，乃气血虚而且血热，黄芩安胎，乃上中二焦药，能降火下行。

怀妊受物，乃一脏之虚，假如肝脏虚，不能荣其肝，肝虚，故爱酸物。

产前安胎，白术、黄芩为妙药。条芩，安胎圣药也，俗③人不知，以为寒而不敢用，不知胎前宜清热，令血循经而不妄行，故能养胎。

有孕八九个月，必须顺气，须用枳壳、紫苏梗之类也。

经脉不行已经二月④，尺脉不止者，乃是胎也。

验胎散

川芎为末，每服一钱，空心，艾叶煎汤调下。觉腹内微动，则是胎也。若服后不动者，非胎也，是经闭也。

---

① 附方五十三道：原无，据目录及万有书局本补。
② 养气：万有书局本作“养血”。
③ 俗：原无，据万有书局本补。
④ 二月：万有书局本作“三月”。

胎前诸疾及调治方法

妇人一觉有孕，专清热养血为主。《内经》曰：妊妇者，诸症之来，无犯三禁，勿伤胃气。三禁者，汗、吐、下是也。谨以逐月①调治之法与方列于后。

怀妊一月血凝，足厥阴肝经养之。无他，不宜服药，如有不安，当服主方。

白术二钱②，养胃清痰　　条芩一钱五分，炒，清胎中之热，降火消痰

上以水煎服。或为末，米汤调下一匙。如血少，加归身酒炒③一钱五分。

怀妊二月为血膏，足少阳胆经养之。多有血气不足，胎气始盛，逆动胃气，恶阻呕吐，不进饮食者，用：

盐水炒陈皮一钱　　茯苓一钱　　枳壳炒，七分　　人参五分　　苏梗八分　　炙甘草五分　　姜汁炒半夏一钱五分　　淡姜汁炒条芩八分

上姜三片，水煎服。

参橘散　治妊妇二三月，恶阻吐逆不食，心虚烦闷。

人参去芦　　陈皮去白　　茯苓各三钱　　麦冬去心　　白术　　厚朴盐水炒　　炙甘草各一钱

上作一剂，水二盅，姜七片，竹茹少许，煎一盅，不

---

① 逐月：原无，据万有书局本补。
② 二钱：万有书局本此下注有"微炒"二字。
③ 酒炒：万有书局本无此二字。

拘时服。

安胃汤 治恶阻者，恶心阻尔饮食也。

当归 白芍炒① 陈皮 香附炒 白术 半夏姜汤浸，香油炒 茯苓 藿香 神曲 砂仁各等分 甘草减半

上剉剂，姜三片，枣一枚，水煎，温服。

怀妊三月，阳神为魂，手心主②胞络经养之。如恶阻不止，饮食不进，前方为主，煎下抑青丸前③条第一方也。

抑青丸

川黄连姜汁炒，一二④日进一服

为末，水糊丸，如绿豆大，每服二钱。

如服二方仍恶心，汤水不进，及大便燥结，小便知热⑤短少，是为阴气在上，阳气下陷，当以**木香槟榔丸**导其阴气归下，吐止药止，不可多服，以其戕阴道也。三四日进一次。

木香五分，如吐重，换沉香五分⑥ 槟榔五分 青皮 黄柏 莪术 枳壳 黄连⑦ 香附 黑丑各五分 大黄一钱 当归一钱

共为末，和匀，滴水为丸，如绿豆大，时时用清汤送

---

① 炒：万有书局本作"煨"。
② 心主：万有书局本作"厥阴"。
③ 前：原无，据万有书局本补。
④ 一二：万有书局本作"二三"。
⑤ 知热：万有书局本无此二字。
⑥ 五分：万有书局本作"三分"。
⑦ 黄连：万有书局本此下有"陈皮"一药。

下二三丸。吐止大半即住，不可多进，恐①损胃气故也。

怀妊四月，阴灵为魄，手少阳三焦经养之。无他故，则止药②。如觉倦卧不安，或口苦头疼，脚肿弱，即服：

　　炒白术一钱五分　盐水炒陈皮八分　炙甘草五分　煨条芩一钱　茯苓二钱③　盐水炒香附八分　酒洗④归身一钱五分　煨白芍一钱　煨川芎五分

上作一服，水煎二次服。热多，加炒山栀一钱。

怀妊五月分五脏，足太阴脾经养之。如觉胎胀腹重，眠卧不安，当服**养胎饮子**，五日一服。

　　归身二钱　川芎八分　白芍一钱　白术八分　条芩八分　枳壳八分　甘草四分⑤　泽泻一钱

上水煎服。

怀妊六月六腑实，足阳明胃经养之。如觉胎气不调，或胀满，或微动，或胎动不安，当服**大安饮子**，六日一服。

　　白术一钱五分　茯苓一钱　条芩一钱　白芍一钱⑥　桑寄生一钱　当归一钱　甘草二分　加砂仁

上水煎服⑦。

---

　① 恐：原无，据万有书局本补。
　② 药：原无，据万有书局本补。
　③ 二钱：万有书局本作"一钱"。
　④ 酒洗：万有书局本无此二字。
　⑤ 甘草四分：万有书局本无此药。
　⑥ 白芍一钱：万有书局本无此药。
　⑦ 上水煎服：万有书局本作"上剂作二帖，水煎温服"。

怀妊七月七情开窍，手太阴肺经养之。如觉胎气不安，或损伤漏血，或腹大重坠，宜**清胎万金饮子**。

条芩炒　熟地酒浸　桑寄生　白芍　炒阿胶一钱　当归一钱五分①　白术一钱五分　续断酒炒，一钱五分　炒焦荆芥穗八分　茯苓八分　炙甘草五分

上水煎，服二次。

安胎饮　治妊娠恶阻，呕吐不食，胎动不安，或时下血。

川芎　白术　茯苓　熟地②　地榆　当归　姜半夏白芍　炒阿胶　黄芪各等分　炙甘草七分

加姜三片，水煎，食远服。

怀妊八月，八景神具，手阳明大肠经养之。如觉腹大，妊妇气喘，不问有无外感，宜服**束胎调气饮子**③，七日一服。

条芩一钱五分　茯苓　苏梗　白术　陈皮　枳壳　甘草五分

上水煎服。

怀妊九月并十月，气足而成象，足太阳膀胱经养之。虽无他故，亦宜顺气安胃，使无临产之患，宜服之可也。

顺胎和气饮　八九日服一帖。

---

① 条芩……当归一钱五分：万有书局本无此六药。
② 熟地：万有书局本此下注有"酒蒸，焙"三字。
③ 宜服束胎调气饮子：原作"凉胎调气饮子"，据万有书局本改。

当归二钱　白术一钱五分　条芩　滑石　苏梗　芍药①

大腹皮酒洗，八分

水煎，服二次。

妊娠临产之日②，宜服**滑胎饮子**③。十个月服④。

当归一钱　白芷微炒，二钱　甘草三分　川芎一钱　香附
一钱　白术一钱　陈皮一钱　条芩⑤五分

气虚加人参一钱，胎肥加枳壳一钱。

上水煎，服二次。

以上十个月调理之法，彰彰明白，务皆检阅，对症用
之，无不效验。又有十个月中变症，并例方于下。

怀妊自堕，盖有气血虚损，不足荣养，犹枝枯果落，
藤萎花残，又有劳伤致落者，皆宜固养气血，大加补益，
自然安矣。主方**安胎加味八物汤**。

人参八分　条芩一钱　阿胶一钱　桑寄生一钱　茯苓一钱
芍药一钱　续断一钱　白术一钱五分　当归二钱　熟艾五分

上水煎服。

十圣散　小产一症，多因本妇气不足，胎无所荣，血
不足，胎无所养。荣养失宜，犹树枝枯而叶落，岂不伤枝
坠叶乎？其间饥饱劳逸，恼怒忧思，致伤子脏，须量轻重

---

① 芍药：此下原衍"格"字，据万有书局本删。
② 日：万有书局本作"月"。
③ 子：此下原衍"煙"字，据万有书局本删。
④ 服：原无，据万有书局本补。
⑤ 条芩：万有书局本此下有"苏梗"一药。

而加减治之。此药性和平，滋气血，须月服四五帖方佳。或数①有堕胎者，宜按方治之。

人参八分　蜜炙黄芪八分　炒白术一钱　炒砂仁五分　甘草三分　酒浸熟地一钱　川芎七分　川断七分　酒炒白芍一钱　酒洗归身一钱

上水一盅半，姜三片，枣二枚②，煎八分服。

桑寄生散　治妇人妊娠时，或因房室惊触，劳力过度，动伤胎胞，或食毒物，致令子宫虚滑，经脉淋漓，若不急治，败血奏心，子母难保，日渐胎干，危亡不久。

桑寄生　酒浸当归③　炒香附去毛　川芎　茯神去木　阿胶珠　白术各二两　人参去芦，五钱　炙甘草五分　炒陈皮一两④　乌梅三两五钱⑤

上咀，每服七钱，水一盅⑥，姜五片，煎八分，不拘时服。

妊妇无故作痛者，是胎气不顺不清而然，宜服**独圣散**。

砂仁不拘多少

为末，不拘时，清米汤调下，三服⑦便可。

---

① 数：万有书局本作"素"。

② 二枚：万有书局本作"三枚"。

③ 当归：万有书局本此下有"续断酒浸"四字。

④ 一两：万有书局本作"一钱"。

⑤ 三两五钱：万有书局本作"去核，五钱"。

⑥ 一盅：万有书局本作"一盅半"。

⑦ 三服：万有书局本作"一日三服"。

怀妊血漏者，是气血两虚，腹中温热，或为风邪下陷血分使然，不必分治，急宜大补清热，不然，胎干不动，奔上冲心难解矣。宜加减固胎饮子，加茯苓、桑寄生，名**安胎饮**。

白艾　熟地　川芎　条芩　白芍　阿胶各一钱　当归白术各一钱五分　甘草三分

上水煎服。如果气虚不能固守者，加人参一钱；如觉有痰不坠者，加升麻三分，制半夏八分；如觉有风者，加荆芥穗一钱；如觉心手甚热者，加黄芩八分，生地一钱。

川芎汤　治胎漏下血不止，或心腹胀痛，一服立效。

当归五钱　川芎五钱

上作一剂，酒煎，入童便一盏，日服。

佛手散　治妊娠五七个月，因事筑磕着胎，或子死腹中，恶露下，痛不已，口噤欲绝，用此药探之。若不损则痛止，母子俱安，若胎损，即便逐下。

当归三钱①　川芎四钱　益母草五钱

上剉一剂，水煎，入真酒一盏，再煎一沸，温服。如人行约五里，再一服。

保胎丸　专治屡经堕胎，久不育者，宜服此药，过七个②月不必服矣。

---

① 三钱：万有书局本作“六钱”。
② 七个：原无，据万有书局本补。

炒白术一两　炒条芩五钱　酒炒①当归二两　川芎一两五钱　炒杜仲一两　酒浸续断一两　陈皮一钱②　人参五钱　童便制香附一两

上为末，糯米糊丸，如绿豆大，每服八十丸，空心，米汤下。

安胎养血益母丸　怀妊③三个月，即便可服此方，至十个月，俱可服，保养血气。五月五日④，取益母草一斤，阴干，取净末八两，当归二两，川芎一两五钱，淮生地、白芍各一钱五分⑤，壳砂一两五钱，白术炒，一两五钱，酒炒子芩一两五钱，人参去芦，八钱，阿胶炒珠，一两⑥。如腹痛，加川续断酒洗⑦一两；如有白带，加椿树皮炒，一两；如漏胎，月月来见红者，加荆芥炒焦，一两、地榆炒，一两。

上为末，炼蜜为丸，如梧桐子大，每服八十丸，空心，白汤下。

怀妊恶阻者，见前篇，可检用之。

怀妊另有如盘血块⑧者，此非胞中之血，乃有余之血将入养胎，被风寒所抑，结成大块，渐渐作楚，与胎无

---

① 酒炒：万有书局本作"酒洗"。
② 一钱：万有书局本作"五钱"。
③ 怀妊：万有书局本此下有"二"字。
④ 五日：万有书局本此下有"午时"二字。
⑤ 一钱五分：万有书局本作"一两五钱"。
⑥ 炒珠，一两：原无，据万有书局本补。
⑦ 酒洗：万有书局本作"酒浸"。
⑧ 血块：原作"块血"，据万有书局本乙正。

干，可用下丸治之。

海附丸

香附四两　海石醋煮，二两　桃仁去皮尖，二两　白术①二两

为末，神曲糊为丸，空心，清米汤下五十丸，两日服一次。壮盛者，一日进一服。

妇人妊娠转胞，小便不通者，当与**八正汤**治之。

甘草　木通　扁蓄　瞿麦　滑石　车前子　山栀各一钱　大黄八分

水煎服，小便自通而止矣。

五苓散

白术　赤苓　猪苓　泽泻　肉桂减半　阿胶炒。各等分

水煎服，立效。

车前子饮　妊娠下焦留热，小便不通，淋沥作痛。

槟榔　木通　陈皮　赤芍　车前子　赤茯苓　当归　滑石另研　石韦叶炙，去毛

水煎服，以利为度，未利再服。

妇人有孕，小便不利，小腹肿胀，几至于殆，八味丸一服。小便淋沥，再以前丸之料加车前子一剂，即利，腹肚顿宽而安。

怀妊遍身手足作肿②者，皆是湿热而然，宜**独圣散**

---

① 桃仁……白术：万有书局本此二药剂量均作"一两"。
② 肿：万有书局本作"痛"。

治之。

山栀子炒，一合

为末，清米汤时时调服，进①二三次而愈矣。

鲤鱼汤 治妊娠浑身浮肿，大小便赤涩。

当归酒洗　白芍各三钱　茯苓四钱　白术五钱

每服四钱，用鲤鱼一尾，约重一二斤者，破洗鳞肠，白水煮熟，去鱼，每用鱼汁一盏半，生姜七片，陈皮少许，煎至八分，空心服。如胎水不尽，再服，自然有效。

木通散 妊娠身体浮肿，心腹胀满，小便不通。

木通　桑皮　香茹　木香　诃子　赤茯苓　枳壳　槟榔　紫苏

姜五片，水煎服。

葶苈散 治妊娠遍体浮肿。

葶苈　白术　茯苓　桑皮　郁李仁

水煎服，以通利为度。

茯苓汤 治子肿，面目浮虚，浑身肿胀。

当归　川芎　白芍　熟地　茯苓　泽泻　白术　条芩　山栀　厚朴　甘草　麦冬

上剂，水煎温服。

怀妊脚面上肿至腿者，宜用**白术散**，最能消肿除湿。

炒②白术一两　陈皮五钱　大腹皮五钱　茯苓五钱　姜皮

---

① 进：万有书局本作"日进"字。
② 炒：万有书局本无此字。

三钱

上为末，每服米汤调服，肿退止服，如三四次不退，用**天仙藤散**。

天仙藤酒洗① 香附炒 陈皮 甘草 乌药各等分 木瓜三片 苏叶三片 生姜三片②

为末，每服三钱，木瓜、姜、苏煎汤调服，至肿退则止。

分气饮 治孕妇七八个月脚肿。

陈皮 甘草 赤苓各三钱 木瓜 苍术 白术各五钱

上以姜、枣水煎服。予用之，屡试屡验。

怀妊寒热往来不一，是气虚血虚之故，切勿以外感治之，宜服**八物汤**加减与之。

人参五钱 当归二钱 甘草三分 白术 熟地 芍药 川芎 白茯苓各一钱

水煎服。寒多加人参五分，热多加芍药五分，有痰热加贝母、子芩各八分。

怀妊心大痛者，非心痛也，是胃脘当心被寒邪所郁，气不通而痛也，即宜服**导赤散**。

山栀子盐水炒，一钱五分 五灵脂一钱 草豆仁一钱 真蒲仁炒，一钱

上为末，醋汤调下一二匙，以痛止为度。

---

① 酒洗：万有书局本作"洗炼"。
② 生姜三片：原无，据本方服法及万有书局本补。

清热解郁汤 治胃脘当心而痛。

山栀盐水炒黑，一钱五分　抚芎一钱　枳壳八分　黄连八分　苍术八分　陈皮五分　干姜五分　炒香附一钱　甘草三分

姜三片，盐少许，水煎，食远服。

怀孕三四月，胎不动者，非母受异感邪所成，却因大寒束住不动有之，当以**佛手散**探之，是真胎必动，假胎反胀而不安。

川芎一两　当归七钱

水煎服。或为末，酒调服，三四匙便知端的矣。真胎当保养，假胎当用黑神散去之，方在后。

怀妊惊闷不安，名曰子烦，此乃二火为病，宜用**竹叶汤**。治子烦，心神闷乱。

白茯苓二钱　防风一钱　条芩一钱　麦冬一钱五分　竹叶十片

上剉，水煎服，烦止即住。

怀妊中风，不省人事，谓之子痫、痰痫，不利之故也，宜用**羚羊角散**。

羚羊角　独活　米仁　枣仁　五加皮　防风　当归　川芎　茯神　杏仁　木香　甘草

加姜五片，水煎服。

怀孕小便涩少而频者，谓之子淋，宜用**安荣汤**。

麦门冬　滑石　通草各三钱　当归　人参　灯草各五钱　细辛一钱　甘草五分

为末，麦门冬煎汤调下二钱。

四物五苓汤　治血虚血热陷入小肠，不可用剂。

四物汤、五苓散各半帖，和匀，以水煎服①。

猪苓汤

猪苓　滑石　木通　泽泻　车前　甘草　牛膝　枳壳　萹蓄　瞿麦　黄柏　麦冬

以水煎服。

怀妊下痢，此是暑热，寒温相搏而然，宜用**加味黄芩芍药汤**，渐渐调理，切勿猛治以损其胎。

当归一钱五分　条芩一钱五分　白芍一钱　姜汁炒黄连一钱　枳壳一钱　砂仁一钱　槟榔一钱　木香三分

以水煎，痢止即住。

安胎和气饮　治胎冷腹胀，痛②引两胁，小便频数，大便虚滑。

诃子面煨，去核　白术各一钱　陈皮去白　炒良姜　木香不见火　白芍陈米炒　甘草各一钱

浆水二盅，姜五片，煎八分，不拘时服。

怀妊胎气不和，凑上心腹，谓之子悬，若不急治，祸在目前，母必喘死，宜服**紫苏散**③。胎前诸症，总宜此方加减。

---

① 四物五苓汤……以水煎服：万有书局本无此。

② 痛：原无，据万有书局本补。

③ 紫苏散：万有书局本作"紫苏饮"。

大腹皮　川芎　芍药　陈皮　苏叶各一钱　当归一钱
人参五分　甘草五分①

以上加生姜五片，葱白七个②，同调服。如腹痛，加木香、香附；若咳嗽，加枳壳、桑白皮；倘热，加条芩；或呕，加砂仁；如泻，加白术、茯苓，或加枳壳、砂仁，以水煎，食远服。于八九个月服数十帖，甚得力。夏月加黄芩，冬月不必加，春月加川芎。然有别症，以意消息于后。气虚加人参、术，气实倍加香附、陈皮，血虚倍加当归、地黄，形实倍紫苏，性急加黄连，有热加黄芩，湿痰加滑石、半夏，食积加山楂，食后易③饥加黄杨脑，有痰加半夏，腹痛加木香、桂。

怀妊胎损而子死腹中，母舌督④而不能言者是也，宜**加味黑神散**下其死胎，救其母可也。

归尾一钱⑤五分　川乌一钱五分　赤芍一钱　干姜一钱
黑豆四十九粒　当门子一分　川芎一钱五分　肉桂一钱

水煎，调麝香末服之，其胎必下。然后服**八物汤**调理之。

人参一钱五分　甘草五分　白芍一钱　白术　当归各一钱
干姜五分　川芎八分　茯苓八分　熟地八分

---

①　五分：万有书局本作"二钱"。
②　七个：万有书局本作"五寸"。
③　易：原作"而"，据万有书局本改。
④　督：厚也。
⑤　一钱：万有书局本作"二钱"。

水煎服，连进数帖，方可全美。

五积散 亦治胎死，皆要药也。

已上胎前调理及变生诸症，共二十七条，方数十道，对症用药，无不灵验者也。

小产门<small>附方二道①</small>

　　夫小产重于大产，将息当过②十倍。大产乃栗熟自脱，小产如采生栗，破其皮壳，断其根蒂，非自然者。盖胎脏损伤，胞系腐烂，然后堕胎，岂不过于大产？而人多以小产为轻，以致殒命。大抵小产宜补虚③，生肌肉，养脏气，生新血，去瘀血。

　　补气养④真汤　治小产气虚，下血不止。

　　人参　蜜炙黄芪　当归　白术　酒炒白芍　甘草　炒阿胶　艾叶⑤　川芎　炒青皮　炒香附　砂仁各等分

　　上剉，水煎服。

　　补血定痛汤　治小产瘀血，心腹疼痛，或发热恶寒等症。

　　当归　川芎　酒炒白芍　熟地各一钱　延胡索七分　桃仁去皮尖，研　红花各三分　香附五分　青皮五分　泽兰五分丹皮五分　乌药五分

　　上剉，水一盅，入童便、老酒各半杯煎，温服。

　　若以手按腹愈痛者，此是瘀血为患，宜用此药；若按

---

① 附方二道：原无，据目录及万有书局本补。
② 过：原无，据万有书局本补。
③ 补虚：万有书局本作"补血"。
④ 养：原无，据万有书局本补。
⑤ 艾叶：万有书局本无此药。

之反不痛者，此是血虚，宜四物汤加参、苓、白术；若痛而作泻者，此是脾虚，宜六君子汤加破故纸炒、肉豆蔻煨，姜水煎服①。

---

① 服：万有书局本此下有"予投之，屡试屡验"七字。

产育门_{附方十三道①}

夫产育之难者，此由产妇不曾预闻讲说生育道理，临事怆惶，用力失宜，遂有难产之患。是故有逆产者，则先露足；有横生者，则先露手；坐产者，则先露臀，此皆用力太早之故耳。若当脐腹疼痛之初，儿身缠转而未顺，用力一逼，遂致横逆。若手先露者，用细针刺儿手心一二分深，三四刺之，以盐涂其上，轻轻送入，儿得痛，惊转一缩，即顺生矣。或足露者，谓之踏莲花生，急以盐涂儿脚底，又可急搔之，并以盐摩母腹上，则正矣。偏生者，言儿偏身，未顺生路，产母努力逼儿，头偏一偏，产难露顶，非顶也，乃额角耳，当令产母仰卧，稳婆轻手正其顶向产门，却令产母努力，子即下矣。碍产者，儿已顺，门路已正，儿头已露，因儿转身，脐带绊其肩，以至不能生，令产母仰卧，稳婆轻推儿向上，以中指按儿肩，脱出脐带，仍令儿身正顺产，母努力儿即生焉。肠产者，每临产则子肠先出，然后产子，其肠不收，名曰盘肠，稳婆以醋、水各半盏，默然噀②产母面背，始收也，不可不知。乃孕家宜预先请稳婆，有仁心识见，当施恩惠以结其心，先与说知，倘有生息，不顺只说未产，或遇双胎，只说胎

---

① 附方十三道：原无，据目录及万有书局本补。
② 噀（xùn 熏）：含在口中而喷出。

衣不下，恐惊则气散，愈难生息。余家观验之，大抵难产多患于郁闷、安佚①、富贵之家。治法虽胎前清气，产后补血，不可专执，若脾胃不实，气虚不充，宜预调补，不然，临产必有患难。如因难产停久，或遇大寒时节，生儿已死，急以大油纸燃，徐徐烧断其脐带，或急以火炉铜②铫猛煮其胎胞，令暖气入腹，多得复生，切不可以刀断之。凡胎衣不下，乃母生儿讫，败血流入衣中，衣为血所胀，故不得下，治之若③缓，胀满腹中，以至上冲心胸，疼痛喘急，必致危笃。如遇此症，将脐带急断之，以物坠住，使其血脉不潮入胞中，则胞衣自当瘘缩而下，纵淹延数日，亦不害人。只要产母心怀安泰，不可轻信稳婆，妄用手法，多因此而损者，良可叹哉！又胞衣不下，因产母元气衰薄者，用川芎、当归倍桂以温之，亦自下矣。

三合济生汤 治临产艰④难，虽一二日不下，服此自然转动生下⑤。

枳壳麸炒，二钱　炒香附一钱　甘草七分⑥　当归二钱⑦
苏叶八分　姜汁炒大腹皮一钱

上用水二盅，煎至一盅，待腰腹痛甚时，通口服之即

---

① 安佚：佚，同"逸"。安佚：安乐舒适。
② 夫产育之难……急以火炉铜：此段文字原脱，据万有书局本补。
③ 若：原作"或皆"，据万有书局本改。
④ 艰：原无，据万有书局本补。
⑤ 生下：原作"下生"，据万有书局本乙转。
⑥ 甘草七分：万有书局本此下有"川芎二钱"四字。
⑦ 二钱：万有书局本作"三钱"。

产。九月尾、十月头先服二三帖尤妙。

保生无忧散　身居富贵，口食肥甘无度，食饱即卧，令儿肥厚，根蒂坚牢，行动气急，不曾预服瘦胎之药，以致临时艰难，惟服此保生产等。

当归　川芎　白芍各七分　木香①一钱五分　炒枳壳乳香②各三钱③　血余烧灰，一钱五分　甘草三分

为末，每服二钱，水一盏，煎七分④，日进二服。

催生如圣散

黄蜀葵不拘多少

焙干为细末，热汤调下二钱，神妙。或有血漏，胎脏干涩，难产痛极者，并二三服，良久，腹中气宽胎滑，即时产下。如无花，用子研烂，温酒调服之，尤妙。如死胎不下，煎红花温酒调下。

治横生逆产者　其症孕妇欲产遇腹痛，不肯舒伸行走，仰面而卧，致令儿手先露，谓之横生，足先出，谓之逆产，须臾不救，子母俱亡，此方立效。

乌蛇退一条　蝉退十四个，柳枝者佳⑤　壮血余一球，烧灰，胎发尤妙

上各烧灰存性，为末，每服二钱，酒调下，连进二

---

① 木香：万有书局本作“香附”。
② 乳香：万有书局本此下注有“去油”二字。
③ 三钱：万有书局本作“三分”。
④ 七分：万有书局本此下有“神妙”二字。
⑤ 柳枝者佳：万有书局本无此四字。

服，仰卧片时，儿即顺下。

催生丹　治理不顺，产育艰难，或横或逆，俱大效。

十二月兔脑去皮膜，研如泥　母丁香一钱　麝香一钱，另
研　通明乳香一钱，另研

上以兔脑和为丸，如芡实大，阴干封固，每服一丸，
温酒送下，立产。男左女右，手中握丸而出矣，必验。

催生如圣汤①　治妊妇欲产，痛阵尚疏，经二三日不
生，或产母气乏委顿，产道干涩，致令产难，才觉腹痛，
但破水后，便可服此药，即生矣，如胎死亦下。若未经破
水者，不宜轻服。

苍术一钱　枳壳一钱　桔梗一钱　陈皮一钱　白芍一钱
白芷一钱　川芎一钱　当归一钱　肉桂五分　半夏五分　甘草
五分　干姜五分　厚朴五分　木香五分　杏仁五分　茯苓②
五分

上以姜三片，枣二枚③，顺流水煎服。方用杨芍药、
肉桂，能开子宫，余药助气开窍，自通。冬月用之，益甚
为的当。隆暑之时，恐难轻服，但以五苓散，用葵花子、
灯心草煎汤送下，御④暑清魂滑胎，则易生矣。

催生神应黑散　最治难产，皆因坐草太早，努力过
多，儿转未逮，或已破水，其血必干。《养生方》云：仓

---

① 汤：原作"散"，据万有书局本改。
② 茯苓：万有书局本作"茯神"。
③ 二枚：万有书局本作"三枚"。
④ 御：原作"遇"，据万有书局本改。

皇之际，两命所系，不可不知此药之功也。人多不服，以为极贱之品。大概难产，或一二日未产，水血先下，如舟坐滩。殊不知香白芷、百草霜再固其血，服之如鱼得水，决自转生。兼治月水不调、崩中等症。

香白芷　百草霜　滑石各等分

为末，用归芎①汤调下，或加姜汁。

妇人产难，千金不传。孕妇胎水先破，水干难产，或子死腹中，此方极验②。

蜜半盅　香油半盅　老酒半盅

三味共一处煎五七沸，以筋搅之而匀，温服之。胎气顺，自然分娩无虞矣。

夺命丹　治胎衣不下，为血所胀，用此逐去衣中之血，胎衣自下。

附子五钱　丹皮一两　牛膝③炒，一两　大黄末，一两

用醋熬成膏，丸如梧桐子大，温酒送下。

牛膝汤　治产儿已出，胎衣不下，脐腹坚胀急痛甚，及子死腹中不得出者④。

酒浸牛膝三钱　瞿麦四钱　滑石八钱　当归六钱　木通六钱　葵子五钱

上剉，每服六钱，水煎服。

---

① 归芎：万有书局本作“川芎”。

② 此方极验：万有书局本作“俱效”。

③ 牛膝：万有书局本作“干漆”。

④ 者：万有书局本此下有“皆宜服之”四字。

治血晕血迷欲死者，急取韭菜一大握，切细，放在小口瓶内，用滚热酸醋泡在瓶内，将瓶嘴冲出气，冲入患人口鼻内，使韭气直透经络，血行即活矣，再用后方。或将小铁秤锤烧红，淬入醋中，如前法熏之，亦要法也。

清魂散　治产后血迷血晕，此药大能清血行经，逐旧发新。

泽兰叶　荆芥穗各二两　川芎一两　人参五钱　甘草四钱

共为细末，每服二钱，煎葱汤送下，或酒送下，即开眼。

芎归汤①　治产后去血过多，血晕不省人事。

川芎五钱　当归五钱　荆芥穗炒黑，五钱

上一服，水煎，入童便、酒服之。

---

① 芎归汤：万有书局本作"川芎汤"。

产后门 _{附方六十四道}①

妇人产毕，饮热酒、童便共一盏，闭目小坐，上床倚高，立膝仰卧，不时唤醒，及以酸醋涂鼻，或以醋烧炭，或烧漆器，更以手从心下干至脐下，使恶露不滞，如此三日，以防血迷血晕。酒虽行血，亦不可过多，恐引入四肢，且能昏晕。宜频食白粥少许，一月之后，方许食羊肉、猪蹄少许。仍慎言语、七情、寒暑、梳头洗足，以百日为度。若气血素弱者，不计日月，否则患手足腰腿酸疼等症，名曰蓐劳，最难治疗。初产时，不问是男女，恐因言语以滞气②，或以爱惜而动气，皆能致病。不可独宿，恐致虚惊；不可刮舌，恐伤心气；不可刷齿③，恐致血迷。须气血平复，方可治事。犯时微若秋毫，成病重若山岳，可不戒哉？

产后毋得令虚，当大补气血为先，虽有杂症，以脉治之。一切病根，多是血虚，皆不可发表。产后不可用芍药，以其酸寒，恐伐生发之气故也。产后大发热，必用干姜，轻者用茯苓淡渗其热，一切苦寒并发散之药，皆不可轻用。或曰：用干姜者，何也？曰：此非有余之热，乃阴

---

① 附方六十四道：原无，据目录及万有书局本补。
② 以滞气：万有书局本作"而泄气"。
③ 齿：原作"眉"，据万有书局本改。

虚生内热耳，故以补阴大剂服之，且干姜能入肺和肺气，入肝分引血药生血，然不可独用，必以补阴药同用，造化自然之妙，非天下之至神，孰能言于此乎？产后脉细小涩弱多死。若怀孕者，脉主洪数，已产而洪数不改者，多主死。

产后旬日之内，若见身热恶寒，腹痛，恶心呕吐之类，且行瘀血，不可便用参、芪，亦不可用寒凉之药，须用干姜、肉桂，甚者用附子可也。

产后分娩，生儿下地，觉大小便闭塞不通，胀闷难过者，因用力过度，清气坠下故也。

当归三钱　川芎一钱　升麻二钱①　柴胡三分

水煎服。

升提清气，气升遂通。不可用大黄、枳壳、巴豆之类以伤脾胃，遂成大患。若数日之后，因有他症而大便闭塞者，因血少而大便燥者，多与生血活血之药，大便自润，切不可用泻药。若产妇无他症，大便闭四五日者，或六七日者，此元气故也，不必过虑。

产后一二日，小便不通作痛，带赤，宜当归一钱，生地一钱，红花一钱，白术一钱，木通一钱，乌药一钱，泽泻一钱，川芎一钱，桃仁一钱，茯苓一钱，丹皮一钱，车前一钱，益母草一钱。上水一盅半，灯草煎服。

---

① 二钱：万有书局本作"三分"。

产后小便不通，腹胀如鼓，闷乱不省，盖因未产之前内积冷气。

产后尿胞运动不顺，用盐于脐中填平，却用葱白剥其粗皮，一十①根作一缚②，如大钱样，切用一指厚，安盐上，用大炷艾灸之，觉热气直入腹中，即时便通，神效不可尽述。

产后腹痛，当分瘀血与虚，痛将手按之愈疼者，瘀血也，宜破其血；如按实不痛者，血虚③也，宜进补药。

产后破血，宜丹皮、灵脂、桃仁、红花、延胡索，不可用苏木，恐发晕也。

产后消食积，宜枳壳、人参、砂仁、良姜、萝卜子，禁用山楂、神曲、麦芽，恐发晕也。

产后恶寒④发热，皆是气血虚证，左手脉不足，补血药多于补气药；右手脉不足，补气药多于补血药。切不可发表，慎之！慎之！

产后恶寒⑤发热，腹痛者，恶血也；如腹满者，恐非恶血也。宜详细之。

产后出血过多而痛者，血虚也，养气补血为主。其血虚而补气何也？东垣曰：阳旺能生阴血也。

---

① 一十：万有书局本作"十一"。
② 缚：原作"服"，据万有书局本改。缚：量词，用于捆起来的东西。
③ 血虚：万有书局本作"虚痛"。
④ 恶寒：原作"恶露"，据万有书局本改。
⑤ 恶寒：原作"恶露"，据万有书局本改。

产后下血不透而作痛者，瘀血也，破血行气为主，煎药必须水与酒各半煎，如临服时入童便一盏可也。

产后有瘀血者，如纯用破血之药不能行血，须破血药中加行气之药，瘀血遂行，如乌药、木香、香附之类也。

初生子宫悬露，七日内用芎归汤①，少加升麻、柴胡各二分，七日外用参、术、归、芎、姜、桂，可②加升麻、柴胡以提之即止。

产后因气血虚，痰火泛上作晕，二陈汤导痰，随气血虚实加减。

产后频频作晕，遍身麻木，手足厥冷，多服参、芪、归、芎、姜、桂不效者，此瘀血阻住，不得流通，急用红花一两，大黄三四钱，水煎频服，自效。

产后气血两虚，而若中风③，身强，口眼㖞斜，切不可作风治，宜作大虚治。书曰：以气药治风则可，以风药治气则不可。须用人参一钱，川芎一钱，黄芪八分④，白术八分，防风二分，乌药三分，甘草三分⑤，白芷三分，干姜五分，附子五分⑥，香附五分，陈皮五分。上加姜三片，枣二枚，水煎服，不拘时候。如有汗，忌生姜。

---

① 芎归汤：万有书局本作"归芎汤"。
② 可：万有书局本作"少"。
③ 中风：原作"中气"，据万有书局本改。
④ 八分：万有书局本作"八钱"。
⑤ 三分：万有书局本作"二分"。
⑥ 附子五分：万有书局本此下有"肉桂五分"四字。

产后中风，以荆芥为末，每服三钱，老酒送下立效。

产后乳母但觉小水短少，即是病生，即①用服药。盖儿吃母乳，母②安则儿安，防患于未然，治之者善也。

产后一二日，小腹有块作痛者，儿枕痛也，宜用川芎、白芍、官桂、乌药、陈皮、良姜各一钱，上用醋一盏，煎五分，空心服即消。

盖儿枕即子宫也，子宫受伤，故肿而作痛，见醋，肿即缩，遂不痛矣。

初生子腹痛不止，或十日内③身热恶寒，腹按实愈痛者，是瘀血也，用当归、丹皮、桃仁、香附各一钱，陈皮、玄胡索各八分，肉桂五分，干姜五分，砂仁五分，甘草三分，白芷、川芎各七分。

上加姜三片，水酒各一半④，煎七分，入童便少许。

产后小腹疼痛，此瘀血作楚，宜服：当归一钱，川芎八分，玄胡索一钱，桃仁一钱，红花一钱，香附一钱，青皮一钱，泽兰叶一钱，丹皮一钱。上水与酒各半煎，入童便服。

卷荷散　治产后恶血不快，血上冲心刺痛，血晕等症。

---

① 即：万有书局本作"急"。
② 母：原无，据万有书局本补。
③ 内：原无，据万有书局本补。
④ 一半：万有书局本作"一盏"。

丹皮五钱① 　初出卷荷二钱② 　红花一钱　当归一钱　蒲黄炒，五钱

上为末，每服三钱，温酒入童便调下。

舒眉散 　治血刺痛。

五灵脂一两　蒲黄一两　麝香一钱

为细末，炼蜜为丸，如梧桐子大，每服三十丸，醋汤下。

产后但见轻痾，身热不退而无他症者，用当归、川芎、干姜各五分③，白茯苓六分。上姜、枣水煎，不拘时服。

四物和真汤 　治产后血虚发热。

川芎一钱　当归一钱五分　酒炒白芍一钱　酒洗生地一钱　白术一钱　陈皮八分　香附童便制，一钱　干姜炒，八分　炙甘草三分

上水二盅，姜三片，枣二枚，煎八分，空心服。如胸膈饱闷，加砂仁、枳壳、山楂、厚朴；如两胁痛，加青皮、肉桂；如小腹阵痛，加延胡索、桃仁、红花、苏木；如有汗，加黄芪；如口干，加麦门冬。

醒脾汤 　治产后伤食④，胸膈饱闷，身发寒热，不思饮食者。

陈皮一钱　厚朴一钱五分　甘草二分　神曲一钱　砂仁七

---

① 　五钱：万有书局本作"五分"。
② 　二钱：万有书局本作"一钱"。
③ 　五分：万有书局本此下有"白术"一药。
④ 　伤食：万有书局本作"停食"。

分　枳实一钱五分　干姜八分　麦芽一钱　苍术一钱

上水一盅①，姜三片，煎服。若大便泄泻，加白术、茯苓；若大便闭结，加枣仁②、枳壳；若小便不通，加大腹皮。

万圣汤③　治产后发热，无分瘀血积食，俱可服之。此代代相承之秘传也，珍之！珍之！

肉桂五分　陈皮五分　干姜炒紫色，一钱　茯苓一钱　当归一钱五分　枳壳五分　甘草三分　厚朴七分　半夏六分　桔梗四分　白芷一钱　酒炒白芍一钱　苍术八分　川芎一钱　麦芽一钱　山楂一钱　乌药六分　香附一钱

上用姜三片，水煎服。入酒，入童便，随症加减。产后血块痛，加苏木一钱，临服时加米醋、酒④半盏；如遍身疼痛，亦加前二味煎服之；倘泄泻，去枳壳，加肉果一钱，木香七分，诃子一钱；若产后浑身壮热，重加干姜；如腹痛甚者，加桃仁、红花、延胡索、三棱、莪术；或血块儿枕痛，加前味可也；四肢肿痛，加牛膝、乳香、没药；如遍身浮肿，加大腹皮酒炒、桃仁、没药、蓬术、延胡索；倘恶血过多不止，加藁本、干姜、香附俱炒黑；若

---

① 一盅：万有书局本作"二盅"。
② 枣仁：万有书局本作"桃仁"。
③ 万圣汤：万有书局本作"万金汤"。
④ 酒：万有书局本无此字。

狂言乱语，诃笑讴唱，加辰砂①五分，投药中②。

产后十日之外，恶寒身热，发战，呕吐汗出，腹痛，以手按之而不痛者，大虚也，宜用当归、人参、黄芪、杜仲、陈皮各一钱，白芷、甘草各三分，白术七分，官桂七分，香附五分，干姜八分。上用姜，水③煎，空心④服。如泄泻，加莲肉七个，肉果五分，砂仁五分⑤；大热、大汗、大战者，大虚、大寒也，加附子五分，甚者⑥一钱；如按愈痛属血⑦虚，更有瘀血也，加丹皮、桃仁、延胡索、红花各一钱。

壮气丸　治产后恶心。

白术　干姜　半夏　当归　桂心　豆仁　丁香各五分
甘草二钱五分

上为末，炼蜜为丸，梧桐子大，每服五六七丸，用醋汤送下。

产后宿食，腹痛身热，右手关脉沉滑有力者是也，不可用此承气汤、巴豆丸，须于补血⑧药中加消食之剂，其食自行矣。

---

① 辰砂：万有书局本作"砂仁末"。
② 中：万有书局本作"汁冲"。
③ 水：万有书局本作"枣"。
④ 空心：万有书局本无此二字。
⑤ 五分：万有书局本作"三分"。
⑥ 甚者：万有书局本作"沉香"。
⑦ 血：万有书局本无此字。
⑧ 血：万有书局本无此字。

莱菔子炒　人参　良姜　砂仁各五钱　甘草三分　陈皮
山楂各一钱

用姜三片①，水煎服，不拘时候②。

醒脾汤　症、药及加减俱前。

产后脾胃虚寒泄泻，用人参、白术各一钱，陈皮、白
茯苓各八分，莲肉七个，甘草五分，砂仁五分，干姜二分。上
用姜、枣，水煎服③。虚极者，加附子五分；气大陷者，
加升麻、柴胡各二分。

产后虚寒泄泻不止者，用米仁炒、干姜煨、人参、砂
仁各五分，茯苓、白术、莲子各一两，陈皮、山药各一钱，
甘草三分。上共为末④，米糊为丸，如梧桐子大，每服八十
丸，米汤送下，食远时服。

产后脾胃虚寒，饮食不节，或多脾泻之症，用香附米
泔浸一宿，控干，炒，四两，砂仁微炒，四两⑤，干姜炒黑色⑥，
二两，共为末，老酒⑦、米糊为丸，如梧桐子大，空心，米
饮下八十丸。

的奇散　治产后泄泻，恶露不行，此瘀血渗入大肠为
泻，分过则愈，虽洞泻不禁，下青黑物亦验。

---

① 三片：原无，据万有书局本补。
② 不拘时候：万有书局本作"立愈"。
③ 水煎服：万有书局本此下有"为验极神"四字。
④ 共为末：原无，据万有书局本补。
⑤ 四两：万有书局本作"二两"。
⑥ 黑色：万有书局本作"紫"。
⑦ 酒：原无，据万有书局本补。

大荆芥四五穗，于盏内烧灰存性，不得犯油气，入麝香少许，煎沸汤，二三呷①调下，此药虽微，能愈大病，勿忽。

产后痢疾，量情调气，健脾调血②，不可妄下及轻用寒凉之药，须用川归一钱，陈皮一钱，黄连酒炒、白术各八分，莲子七个，木香、人参各五分，甘草三分。上用姜三片，枣二枚，水煎服。

产后疟疾，以滋补气血为急，不可轻用常山、草果等药。

人参　川芎　当归　茯苓　甘草　山楂　白术　陈皮　柴胡　半夏

上姜、枣水煎服。

产后手足风痛者，产后风也。气血两虚，于补药内加风药少许以佐之，用人参、桑寄生、牛膝、白术、秦艽③各七钱，川归、红花、续断、杜仲④、黄芪各一钱，官桂、白芷各九分，陈皮、独活、甘草、干姜各四分。上用姜三片，枣二枚，水煎，空心⑤服四五日。有热者，去姜、桂，加芍药。

产后手足痛，多服温补之药而不愈者，用四物汤、二

产后门

---

① 呷（xiā）：小口地喝。
② 调血：万有书局本作"养血"。
③ 秦艽：万有书局本此下有"川芎"一药。
④ 杜仲：万有书局本无此药。
⑤ 空心：万有书局本无此二字。

陈汤各半，黄柏、白芷称之，上用姜水煎，空心服四五服，全愈。不可执产后不用寒凉药之说也①。

产后瘀血流入经络，遂成痈肿，脐下成块，自小渐大者，或产难，因稳婆接生，指甲误伤经络，瘀血流入，凝结成痈者是也。并服补药，加行血之药。小便腹角皮外高凸处，以碗瓷锋量情仔细刺出脓水，尤为要法，嗣后②可得愈矣。

人参　川归　山楂　黄芪各一钱　川山甲　官桂　白芷各五分　香附五分③　丹皮七分　甘草三分④

上姜三片，枣三枚，水煎，入琥珀末三分服。

产后淋沥不已，或难产稳婆接生，损伤膀胱故也，用人参二钱，黄芪一钱五分，合欢皮、川归各一钱，甘草、白蔹各七分，干姜三分。上用姜二片，枣三枚，水煎，空心服。

产后日久，人虚气喘，或服汤药过多而发喘者，用人参、砂仁各三分，枳实、桔梗、贝母、茯苓各五分，杏仁四分，干姜、香附各四分，川芎一钱⑤，核桃肉一个，以水煎服。

产后不谨，沐浴太早，汤气入腹，腹满气喘等症，或

① 也：万有书局本此下有"最宜权变"四字。
② 后：原作"是"，据万有书局本改。
③ 五分：万有书局本作"八分"。
④ 三分：万有书局本作"六分"。
⑤ 川芎一钱：万有书局本作"当归"。

炙火而火气入腹内，胀喘，宜用行气解毒之药。

川芎　川归　厚朴　砂仁　乌药　防风　香附　桔梗
茯苓

上用姜三片，水二盅，煎服。

推肠生子，子胀受风，风入腹内，不得其位，一日死
去三五次，此症用牛黄七分，麝香二分①，真珠一钱。辰砂
三钱。上为细末，将升麻、柴胡、川芎、石菖蒲煎汤送前
药末下，连日②下四五服，乃愈。

产后不语者，乃气血虚弱，停积败血闭其心窍，神志
不定，不能明省，又心气通于舌，心虚闭塞，舌强矣，故
令不语也，宜用防风、北细辛各三分，川芎、人参各五分，
石菖蒲一钱，生地七分③，辰砂五分④，为末，薄荷汤下。

产后诸症不能言语，宜用**神仙解语丹**。

茯苓　远志各一钱五分　全蝎　僵虫　羌活　防风　荆
芥各一钱　胆星　石菖蒲各二钱　防己八分

上为末⑤，面糊为丸，辰砂为衣，薄荷汤送下五十丸。

产后败血冲心，发热，狂言奔走，脉虚大者，干荷叶
一张，生地、丹皮各等分，上三味，浓煎汤，调蒲黄末二
钱，一服即定。

---

① 麝香二分：万有书局本作"防风"。
② 连日：万有书局本作"一日"。
③ 七分：万有书局本作"五分"。
④ 五分：万有书局本此下有"另研"二字。
⑤ 为末：原无，据万有书局本补。

牛黄膏 治热入血室①，不省人事。

牛黄一钱②五分　辰砂三钱　郁金三钱　硇砂一钱　甘草一钱　丹皮三钱

为细末，炼蜜为丸，如皂子大，新汲水化下。

镇心散③ 治产后心气虚损，猝惊狂语，或歌笑，嗔笑骂詈，心气不足，因虚弱，发为风痉者。

桂心中　甘草中　细辛中　人参上　干姜中　茯苓④上　生地⑤中　远志上　归身中　川芎下　防风中　辰砂下，另研，投药汁，四分

上用纹银一两⑥，水二碗半，煎至一碗半，入前药煎至七分，入辰砂末调匀，空心温服，渣再煎，如前法。

治妇女一切癫狂失志，屡服有效。

茯神七分　炒枣仁一钱　炒远志七分　麦冬去心，七分　陈皮七分　甘草二分　半夏七分　沙参　当归　香附　黄芩各七分　贝母一钱五分　枳实五分　山栀炒，一钱　芍药一钱　生地七分，姜汁炒

水一盅半，姜三片，煎七分，临好时，入竹沥半盅，姜汁一二匙⑦，再磨沉香汁一分服。如食不下，加砂仁五

① 血室：万有书局本此下有"发狂"二字。
② 一钱：万有书局本作"二钱"。
③ 镇心散：本方药物中均注有"上、中、下"，万有书局本无此注。
④ 茯苓：万有书局本无此药。
⑤ 生地：万有书局本此下有"茯神"一药。
⑥ 一两：万有书局本作"十两"。
⑦ 一二匙：万有书局本作"三匙"。

分；如发热，加柴胡五分；如呕，加藿香五分。

治一切癫狂主方①

茯神上　甘草下　半夏上　天花粉中　贝母上　黄芩中
黄连中　山栀中　远志上　当归中　牛黄一分，另研磨　辰砂
一分②，另研

上姜三片，水煎，入竹沥一盏，姜汁少许，和服。火
盛，加童便一盏。

黄芪汤　治产后虚汗不止，因阴虚③而得，又遇风邪
所搏，发为此疾。若两手拭不及者，不治。

黄芪一钱　白术一钱　防风八分　熟地一钱　牡蛎一钱
茯苓一钱　麦门冬一钱

加红枣二三枚，水煎服。

又方

人参五分　黄芪五分　白术五分　茯苓三钱　麻黄根三钱
牡蛎三钱

上童子母鸡一只，修理洁净，水六七碗，同前药煎三
碗服之。

封脐膏　治同上。

五倍子不拘多少，炒

为细末，津吐调匀，填脐内，封固，用绵缚之。

---

① 治一切癫狂主方：本方药物中注有"上、中、下"，万有书局本无此
注。
② 一分：万有书局本作"一钱"。
③ 阴虚：原作"阴户"，据万有书局本改。

治产后遍身虚肿验方

当归一钱　干姜一钱　木香五分　厚朴八分　知母　红花各五分　砂仁　陈皮　贝母　香附　川芎盐汤泡。各一钱　五味子五分　乌梅一个　白芷八分

上水二盅，姜三片，酒一小盏①，煎，空心②服。

产后浮肿，**加味四物汤**。

当归　川芎　芍药　熟地　郁李仁　白术　葶苈子③桑皮　甘草　赤苓　陈皮　香附子

上水煎服。

夺魄散　治产后虚肿喘促，利小便。

生姜一两④　白面三两　半夏七斤

上以姜汁和面，裹半夏，为七个饼，炙焦熟，研末，调服，利小便甚妙。

产育艰难，或一岁一产，可以此药小间之，名**疏胎丸**。

四物汤加云苔子一撮，即君达子也。天罗子亦可。

上药以水煎，于经行后第四日服起，四日止，服必空心，可以疏胎也⑤。

加味升麻葛根汤　治同上。

---

① 一小盏：万有书局本作"二小盅"。
② 空心：万有书局本无此二字。
③ 葶苈子：万有书局本作"丁香"。
④ 一两：万有书局本作"二两"。
⑤ 也：万有书局本此下有"此盖为多子多怨者设耳，切勿妄投"句。

升麻　葛根　白芍　甘草各一两　瞿麦　土牛膝　栝
蒌根　豆豉炒。各五钱①

为散，分作八服，空心服，亦于经行后便服，一日二
服。渣合煎，每服亦加云苔子妙。

又方**棕榈子散**　治同上。

棕榈子炒过，不拘多少

为末，于经行后空心服二三钱，白滚汤下，日进一
服，四日止。

治妇人绝产不生子。

小青萍一两　水银一两　虎须五钱　天花粉　地骨皮
归尾各一两

共为细末，面糊为丸，如梧桐子大，砂仁为衣，临经
水来，服五日，每日吞下九十丸，三个月即终绝产矣。

又方　永绝不生子方。

玄胡索　牡丹皮　鬼箭　姜黄　苏木　红花　朴硝

上将蚕退纸一张，即蚕出过壳，烧存性，共和为末，
温酒下二钱，常服于经行后，终身无孕矣。

有等暗室屋漏之事，不得已而生之者，方用水蛭四十
枚，斑蝥四十枚，虻虫四十枚，用糯米炒焦，去米用，土牛膝五
钱，归尾三钱，红花三钱，滑石一钱五分，为末，每服二钱，
桃仁七个，研烂，空心，温酒服下。

---

①　五钱：万有书局本作"一钱"。

又方

斑蝥二钱　红花二钱　鬼箭　苏木　灵霄花　芫花　归尾　杜牛膝各三钱　大黄五钱　肉桂二钱　桃仁二钱　刘寄奴一钱五分　滑石二钱

共为末，酒糊丸，如梧桐子大，每服足百丸，五更时用温酒送下。若未效，当日临卧时，不吃夜饭，再进一服，无不效者。若更欲效之速，每服五钱，身自佩麝香二三钱为衣，立效。

乳病门 附方七道①

乳汁不通，结核成饼不散，寒热作痛者，速揉散，乳汁一通，饼核自消。如不消，结成乳痈，急用连须葱捣成饼安乳上，用炭火一罐，盖葱上熨之，须臾汗出立消。

玉露散 治产后乳汁不通，身体壮热，头目昏痛，大便涩滞，悉能治之。凉膈压热下乳。

人参去芦② 白茯苓去皮③ 炙甘草各五分 炒桔梗 川芎 白芷各一两 当归二钱五分④ 芍药七钱五分⑤

上每服五钱，水煎服。如烦热，大便秘结，加大黄。

瓜蒌散 治乳疽、乳痈、奶劳，此乳病第一方。

黄瓜蒌一个，子多者，不去皮，焙，研烂 当归五钱 乳香一钱 没药一钱 生甘草五钱⑥

上合成一剂，好酒三碗，于银石器内熬至一碗半，须慢火熬，当分为三次，食后服。如有乳劳，便服此药，杜绝病根。如毒气已成，能化脓为黄水，毒未成，即内消矣。疾甚者，再合一服，以愈为度。

---

① 附方七道：原无，据目录及万有书局本补。
② 去芦：万有书局本无此二字。
③ 去皮：万有书局本无此二字。
④ 二钱五分：万有书局本作"三钱"。
⑤ 七钱五分：万有书局本作"七钱"。
⑥ 五钱：万有书局本作"五分"。

乳汁不通，人盛者，用桔梗二钱，瞿麦、柴胡、天花粉各一钱，赤芍、连翘、甘草各五分，上剉，水煎顿服①，更摩乳房。

乳汁不通，人虚者，宜王不留行、木通、天花粉、酒炒白芷、当归、川芎、生地各等分，上用猪蹄肉四两，煎汤一盏②，入药同煎服。先将葱③汤频洗乳房。

涌泉散 治乳汁不通。

王不留行　木通④　天花粉　白芷⑤　甘草各三钱　当归　川山甲炙酥⑥。各五钱

上为细末，每服三钱，猪蹄汤或热酒调下，其乳自通。

乳痈不痛者，血脉凝住不散也。

天花粉　金银花　皂角刺　川山甲土炒　当归尾　白芷稍　贝母　瓜蒌仁　甘草节

共以酒煎服。此方治吹乳、乳痈，肿不可忍者。

又方

白芷三钱　半夏三钱

---

① 顿服：万有书局本作"频服"。
② 一盏：万有书局本作"一碗"。
③ 葱：万有书局本作"白滚"。
④ 木通：万有书局本无此药。
⑤ 白芷：万有书局本无此药。
⑥ 炙酥：万有书局本作"醋炙"。

加姜酒煎服，立愈①。

妇人血气方盛，乳房作胀，或无儿饮胀痛，憎寒发热，用大麦芽三两，炒熟，以水煎服，立消。此乳儿已亡，不用乳者则可。

---

① 又方……立愈：原无，据万有书局本补。

乳岩门_{附方一道①}

妇人乳岩，始有核肿，如鳖棋子大，不痛不痒，五七年方成疮，初起便宜多服疏气行血之药，须情思如意则可愈。如成之后，则如岩穴之凹，或如人口有唇，赤汁脓水浸淫胸腹，气攻疼痛，用五灰膏去蠹肉②，生新肉，渐渐收敛。此疾多生于郁抑积忿中年妇人。未破者，尚可治，若成疮，终不可治。盖不治适得其天年，治之乃所以速其死也。宜服十六味流气饮，治之于早可也。

十六味流气饮　治乳岩③。

当归　川芎　白芷　白芍　黄芪　人参　官桂　厚朴

桔梗　枳壳　乌药　木香　槟榔　防风　紫苏　甘草

上剉，水煎服，食后临卧频服。乳痈加青皮。

---

① 附方一道：原无，据目录及万有书局本补。

② 蠹（dù 妒）肉：即胬肉，指疮疡患处高突于疮口增生之肉芽组织。蠹，蛀蚀器物的虫子。

③ 乳岩：万有书局本此下有"第一方"三字。

妇人诸病门 附方八道①

妇人与鬼交通者，脏腑虚，神不守，故鬼气得而为病也，其状如不欲见人，若有对语时，或独言笑，或悲泣者皆是也，其脉息迟伏，或为雀啄，皆鬼邪为病也。又脉来绵绵，不知度数而颜色不变，此亦斯候也。

鬼哭穴 以患人两大拇指相并，用绵紧扎，当合缝处半肉半甲间，灼艾灸七壮，若果邪祟病，即乞求免：不灸之，我自去矣。

茯神散 治妇人气虚，与鬼交通，妄有见闻，言语错乱。

茯神一钱五分 白茯苓去皮，一钱五分 人参 石菖蒲各一钱 赤小豆五分②

秘传③方 熏药开后。

松脂三两，炒干，另研 雄黄一两，另研

上二味为末，熔化，为安息和丸，用虎爪和匀，如弹子大，下用火炉烧药一丸熏，甚者不过五丸见效。

妇人阴肿者，是胞络虚而为风邪所客也，**宜黑白散**。治阴中肿痛。

---

① 附方八道：原无，据目录及万有书局本补。

② 五分：原无，据万有书局本补。

③ 传：原无，据万有书局本补。

小麦　朴硝　白矾　五倍子　葱白

共煎汤熏洗，屡次即愈。

治阴痒方

蛇床子、白矾，共煎汤熏洗。

妇人阴中生疮方

枸杞根，煎汤频洗即愈。

妇人交接出血作痛，此肝火动脾而不摄血耳。然用补中益气、济生归脾二汤治之而愈矣。

妇人阴中挺生一条，五寸许，闷痛，重坠，出水淋沥滞，夕与龙胆泻肝汤清除湿热，朝用补中益气汤升补脾气，诸症渐愈。再以归脾加山栀、茯苓、川芎、黄柏间服，调理而愈①。

---

① 小麦……调理而愈：此段原脱，据万有书局本补。

校注后记

一、作者生平考

宋林皋，字养吾，为明朝著名妇科医家（1573—1620），明州（今浙江宁波）人。宋氏祖居郢州（今河南商丘），其祖宋璟（广平）为唐朝开元年间（713～741）名医、太仆，其精于医学，看到周围小吏的脸色不好，就能知道其所患之病，而且药到病除，得到了世人的称赞。宋广平的夫人余氏，看到丈夫救民于疾苦，于是潜心钻研医学，学习宋广平的临证经验，医道渐渐精明，开始为患者治病。由于其为女性，一些贫贱妇女纷纷前来找她看病，均获得了较好的疗效，从而形成了妇科特色。到了宋朝建炎初，其后裔宋钦，进士出身，南渡时以"七子城使"身份带着家眷来到浙江，"卜居于四明（今浙江宁波市）"，从而宋氏家族就在宁波定居下来。嗣后，宋氏后代或考取科名服务于朝廷，或以精湛的医术服务于民众，并形成了宁波宋氏妇科的特色。

宋林皋为宋广平的第二十七代孙，其继承了先辈诊治妇科病的经验，长期从事妇科临床，积有丰厚的诊治经验。有鉴于妇人杂症与男子治法不同，于是"采集群书之英粹者"，"举其耳目之所睹，记与生平之所经验者，笔之于书"，完成了《宋氏女科撮要》的编写并广其传。

二、版本流传考证

据《中国中医古籍总目》记载，本书现存最早的版本为明万历抄本，另有清光绪八年壬午抄本（《精理宋氏女科》）、1932年上海万有书局铅印本、1932年曹炳章抄本，同时还有1955年上海中医书局铅印本。本次整理我们对上述几个版本进行了比较分析。

《宋氏女科撮要》明万历抄本藏于中国中医科学院图书馆，采用草体抄写，该版本保存较好，内容较全。清光绪八年壬午抄本藏于浙江省中医药研究院图书馆，该版本又名《精理宋氏女科》，全书三册（上、中、下三卷），其中上卷、下卷为妇科，卷中为内科杂病。从该版本全书的体例及文字内容上看，与《宋氏女科撮要》完全不同，不是同一本书，故不纳入此次整理。1932年曹炳章抄本藏于浙江省中医药研究院图书馆，抄写字体工整，但本书内容不全，对照目录及其他版本，尚缺全书的后半部分内容。1932年上海万有书局铅印本藏于浙江省中医药研究院图书馆，本书印刷清晰，内容齐全，为现存《宋氏女科撮要》之较完善的版本之一。1955年上海中医书局铅印本，湖南医学院图书馆有藏，从文字的排版及圈点的标注上，与上海万有书局本完全相同，当为上海万有书局本的再版。

三、主要学术思想及临证特色

《宋氏女科撮要》共有医论四篇，临床证治十三门，载方二百二十六首，对妇科的经、带、胎、产诸病作了详细阐述。其学术思想主要表现在以下几个方面：

1. 辨证求因，审因论治

宋氏临证重视辨证求因，审因论治。"病机既明，用药勿忒"，临床疗效显著。如"经候不调门"设方二十六道，治疗妇人室女各种原因引起的月经不调。其中对于经期腹痛，根据腹痛出现的时间，或月经色泽、气味的变化等，而分为气虚血虚、气滞血瘀等，云："经水先期而来者，血虚有热也，治当补血清热……经水过期不来作痛者，血虚有寒也，治当温经养血……经水将来作痛者，血瘀气滞也……治当以行经顺气……经行有腥气，腹腰胁疼痛者，乃瘀血也，治当顺气消瘀……经行过期而来，紫黑成块者，气郁血滞也，治以调经顺气……经水过期而来，色淡者，痰多也，治当以活血化瘀……经水过期而来作痛者，血虚有热也，治当生血清热……经水行后作痛者，气血虚也，治当调养气血。"故治疗月经不调，有益气养血、调经顺气、活血化瘀、清热温经等多种治法。又如治疗月经不通之证，宋氏指出："经候不通，不可一例而用药。有血壅而不行者，用破血之药而自通；有血枯而不通者，乃气血虚败……若用破血之药，非惟不能行，反愈损其人矣。"所以选用以人参、黄芪、当归等益气养血之品为主"滋而通之"，治疗因血枯而月经不行者；以当归、川芎、赤芍、三棱、莪术等养血活血之品为主"决而行之"，治疗因血壅而月经不行者。还有如对不孕妇女治疗，宋氏强调以调经为要。"每见妇人之无子者，其经必或前而或后，或多或少，或将行而作痛，或行后而作痛，或黑或紫，或淡或凝而不调，不调则气血乖争，不能成孕矣。"强调临证治疗不仅要根据月经的先后多少、色泽紫黑等临床症状进行辨证治疗，而且要结合患者的身体状况处方用药。"肥人多痰，躯脂满溢，闭塞子宫，治须消痰养血顺气；瘦人多火，子宫干燥无血，治宜清热补血。"凡此等等，全面反映了宋氏具有丰富的临床经验，注重辨证求因，根据不同的病因而采取不同的治疗方法，获效颇佳。

2. 重视解郁，疏理气机

《丹溪心法·六郁》曰："气血冲和，万病不生，一有怫郁，诸症生焉。故人身诸症，多生于郁。"《医经溯洄集·五郁论》也指出："凡病之起也，多由于郁。"可见"郁"与疾病的发生有着密切的关系。宋氏根据女性的生理心理特征，结合自己的临床经验，认为"郁"在妇科发病学上有着重要意义。"因其妇人属阴，性多执滞，有事不发，只内郁而已。所以十病之生，九因烦恼而来，血凝气滞，诸病成矣。""郁则生火生痰而生病，病则耗气耗血而致虚。"如妇人月经不调，宋氏认为"一有郁抑，宿血必停矣"；经闭不行，是由于"室女童男，积想在心，思虑过度，多致劳损，男子则神色失散，女子则月水先闭"。郁证的发生，其不仅因情志不遂，气机郁滞所致，也可因疾病的发生而引起气机壅塞不通，二者互为因果，"或郁久而生病，或病久而生郁"。有鉴于此，宋氏提出"久病兼补虚而解郁"的治疗法则，从全书的选方用药上来看，调理气机贯穿其治疗的始终，多选用香附、木香、乌药、青皮、陈皮、大腹皮等理气行气之品疏通气机，并指出："香附、壳砂，女人之至宝。"解郁理气，于此可见一斑。

对于郁证，宋氏在治疗上不仅重视运用行气理气药物疏理气机，而且还强调要调整患者的情绪，从根本上加以疏导，方能取得较好的治疗效果。如治疗闭经，"若或自能改易志意，用药扶持，如此则可得于九死一生矣"。又如治疗妇女乳岩，"初起便宜多服疏气行血之药，须情思如意则可愈"。宋氏的这一疏导患者情绪配合药物的治疗方法，不仅对临床论治妇科郁证具有十分重要的意义，而且对调治其他妇科疾病也有积极的指导作用。

3. 调理脾胃，益其化源

脾胃为后天之本、气血生化之源，脾胃的功能是否正常，对于人体的健康关系重大。李东垣《脾胃论·脾胃盛衰论》说："百病皆由脾胃衰而生也。"尤其是妇女以血为本，经、带、胎、产与气血的盈亏有着极大的关系，因此宋氏也十分重视脾胃的作用。"胃乃六腑之本，脾为五脏之源，胃气弱则痰生，脾阴足则邪息。"在治疗上十分重视顾护脾胃，认为"调理脾胃为医中之王道，节戒饮食乃却病之良方"。如治疗妇人女子经闭不行，宋氏认为女子经闭不行有因脾胃损伤而致，治疗上不可见闭经即轻用通经破血之药，而宜补养脾胃，脾旺则能生血而月经自行矣，选用黄芪、白术、茯苓、甘草、芍药、陈皮、麦芽、川芎、柴胡、当归等制成"养胃胜金汤"，治疗妇人脾虚血亏之经闭不调。又如妇女经漏血崩，宋氏认为："此由脾胃有亏，下陷于肾，与相火相合，温热下迫，经漏不止……则暴然而下也。治法宜大补脾胃，升举气血，其病自愈矣。"书中通过调理脾胃，益气血之源，而治疗妇科之病每每见之，值得效仿。

4. 确立治则，用药灵活

宋氏临证用药，积有丰厚的经验，本书记载了许多行之有效的治疗方剂，如分心气饮、养胃胜金汤、经验固崩汤、万圣汤等，广为临床喜用。同时，他还结合自己的临证经验，对一些药物的运用极力予以阐发。如认为治疗产后大发热，必用干姜，这是因为产后发热"非有余之热，乃阴虚生热耳，故以补阴大剂服之，且干姜能入肺和肺气，入肝分引血药生血"。但他强调，在临证使用时必须注意，"不可独用，必以补阴药同用"。如此娴熟的用药经验，非有丰厚的临床积累者不能为之。又如治疗妇人室女一切气血经候不调之煮附丸（单用一味香附子），宋氏临证所用获效卓著，但鉴于当时"人人言之耗气，不喜此药也。世讹之已久，不肯服者甚多"，宋氏指出："方书所载者，香附子为妇人之仙药，不可轻忽，修制相感，岂可同日而语哉？能久服之，自显其功耳！"宋氏通过临床加以验证，从而使一些行之有效的单验方能得以推广运用。

宋氏临证不仅重视审因论治，且处方用药，也不拘泥固执，强调灵活化裁。遵"以方加减存乎人，务审而合宜；用药补泻在乎味，随时而须换"之意，书中许多治疗方剂，如调经汤、紫苏饮、万圣汤等都详细地介绍了在临证治疗中的加减方法，使后学者更能方便地掌握运用。如治疗经候不调的调经汤，由当归、生地、川芎、白芍药、陈皮、香附、白术、丹皮、砂仁、炙甘草组成，临证时根据不同的临床表现而加减治疗。月经先期者血热也，加黄芩、黄连；后期者血虚也，加黄芪，倍加当归、川芎、川断；腹痛有块者，加玄胡索、丹皮；有热者，加地骨皮、软柴胡；有赤白带者，加升麻、柴胡、半夏、黄柏、茯苓、苍术、知母、干姜，升阳除湿也；若肥盛者，痰脂满子宫，加半夏、南星、陈皮、茯苓、苍术；若瘦怯者，血少不摄精，倍加当归、川芎；经血过多者，加炒干姜、炒荆芥；经血不通者，加桃仁、红花、苏木；气盛善恼者，加乌药、陈皮、香附、柴胡。临证治疗时，如能根据病证的变化、病情的进退随时化裁，必能取得满意的疗效。

总之，《宋氏女科撮要》临证强调审因论治，重视解郁理气，注意顾护脾胃，圆机活法的治疗经验和特色，对我们当今临床仍有很好的指导作用。

方名索引

总 书 目

I

本　草

V